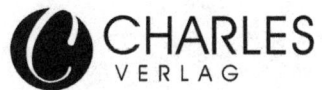

Manfred Schulz

Notfälle

Begegnungen eines Arztes im Einsatz

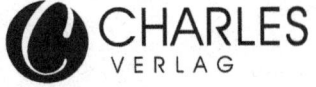

Schulz, Manfred: Notfälle. Begegnungen eines Arztes im Einsatz

1. Auflage 2020
ISBN: 978-3-948486-07-5

Dieses Buch ist auch als eBook erhältlich und kann über den Handel oder den Verlag bezogen werden.
epub-eBook: ISBN 978-3-948486-09-9

Lektorat: Thomas Pregel
Korrektorat: Charlotte Decher
Umschlaggestaltung: © Annelie Lamers, Charles Verlag
Umschlagmotiv: designed by freepik.com

Bibliografische Information der Deutschen Nationalbibliothek:
Die Deutsche Nationalbibliothek verzeichnet diese Publikation in der Deutschen Nationalbibliografie; detaillierte bibliografische Daten sind im Internet über https://dnb.d-nb.de abrufbar.

Der Charles Verlag ist ein Imprint der Bedey Media GmbH, Hermannstal 119k, 22119 Hamburg und Mitglied der Verlags-WG: www.verlags-wg.de

Inhalt

Vorbemerkung

Einer meiner Dozenten an der Film- und Fernsehakademie in Berlin war Istvan Szabo, der für »Mephisto« den Oscar für den besten fremdsprachigen Film bekommen hatte. Er hat mir davon abgeraten, Regie zu machen. Er sei das schwarze Schaf in seiner Familie. Alle Geschwister seien Ärzte, nur er müsse mit dem merkwürdigen Beruf des Regisseurs zurechtkommen. Ärzten würde bei der Regie oft das Soziale dazwischenkommen. Das gehe bei Regisseuren oder Dirigenten nicht.

Für das Studium an der Filmakademie hatte ich meine Stelle als Assistenzarzt in einer großen chirurgischen Klinik gekündigt. Szabo gab mir den Ratschlag: »Verlegen Sie sich doch lieber aufs Schreiben. Das können die Mediziner.«

Das ist über dreißig Jahre her. Jetzt habe ich Zeit und Lust.

Um mein Studium an der Filmakademie in Berlin finanzieren zu können, hatte ich damals angefangen, im ärztlichen Bereitschaftsdienst zu arbeiten. Arzt war ich ja schon.

Die niedergelassenen Ärztinnen und Ärzte sind verpflichtet, die ambulante Versorgung auch außerhalb der Praxiszeiten sicherzustellen, also nachts und am Wochenende. Da dieser Dienst nicht beliebt ist, werden immer Ärzte gesucht, die das in Vertretung der niedergelassenen Kolleginnen und Kollegen in den Praxen übernehmen.

Eigentlich ist der ärztliche Bereitschaftsdienst für die Patienten zuständig, die nach einer Behandlung zu Hause verbleiben können. Wir werden aber auch manchmal zu Patienten gerufen, die unbedingt im Krankenhaus versorgt werden müssen. Der Bereitschaftsdienst Frankfurt konnte dazu früher im Einsatzwagen mit Sondersignal zu Hausbesuchen fahren, wenn das medizinisch notwendig erschien. Am Wochenende fuhren wir mit unseren eigenen Autos die Besuche.

Diese Arbeit fand ich dann so faszinierend, dass ich dort hängengeblieben bin. Vielleicht verstehen Sie nach der Lektüre dieses Buches warum.

Wegen der ärztlichen Schweigepflicht habe ich natürlich keine Klarnamen verwendet und Identifikationsmerkmale kaschiert, aber der Tatsachencharakter der Begebenheiten ist in allen Erzählungen unverändert erhalten geblieben.

Großzügigkeit

Als wir durch die Eingangshalle des exklusiven Frankfurter Hotels nach draußen gingen, trug sie einen seidenen, weißen Morgenmantel über ihrer Unterwäsche. Sie hatte sich bei mir eingehakt und winkte mit dem Blumenstrauß, den sie in der anderen Hand hielt, dem Personal an der Rezeption zu. Ihre hohen Schuhe klackerten auf dem prächtigen Marmorboden der Halle. Ihr Gang war aufrecht und ihr Kopf erhoben.

»Ich bin bald wieder da«, rief sie laut.

Der Auftritt ließ die anderen Gäste im Foyer verstummen, sie zog alle Blicke auf sich. Sie lachte, genoss ihre Wirkung und fing an zu singen. Sie hatte eine schöne Stimme.

Erst am Mittag war sie angereist, hatte seitdem ihre Zeit auf dem Zimmer verbracht, Blumen und Champagner bestellt und großzügig Trinkgelder gegeben. Die Geldscheine, die sie an Zimmermädchen, Etagenkellner und den Floristen verteilte, bewahrte sie in der Hotelbibel auf. Sie hatte die Scheine so zwischen die Seiten gesteckt, dass sie einige wenige Zentimeter hervorlugten und sie sie einzeln mit zwei spitzen Fingern herausziehen konnte, um sie dem Personal zu reichen, ohne es dabei anzusehen. Das Personal störte sich nicht daran. Im Gegenteil waren alle sogar häufiger ins Zimmer gekommen, als es nötig gewesen wäre, denn auch die Frage, ob alles in Ordnung sei, wurde fürstlich honoriert.

Aus der Schweiz hatte sich der Ehemann nur eine Stunde nach der Ankunft seiner Frau an der Rezeption telefonisch gemeldet und darum gebeten, den Geldbetrag, den sich die Frau von Zürich aus ans Hotel hatte überweisen lassen, nicht auszuzahlen. Er war von der Bank informiert worden, dass vom gemeinsamen Konto ein höherer Betrag abgehoben worden sei. Aber das Geld sei natürlich bereits angewiesen. Das Hotel erklärte, das Geld vielleicht eine Zeitlang zurückhalten zu können. Sie würden behaupten, dass es noch nicht angekommen sei. Aber sie könnten das nur um wenige Stunden verzögern. Sie hätten keine Handhabe, seiner Gattin das Geld vorzuenthalten. So kam der ärztliche Bereitschaftsdienst ins Spiel.

Bei meiner Ankunft saß sie seitlich an einem Esstisch in der Mitte ihres Zimmers, während vor ihr eine Kosmetikerin auf dem Boden kniete, die ihr die Fußnägel lackierte. Dunkelrot. Sie hatte ein weißes Handtuch untergelegt, um den wertvollen Perserteppich zu schützen. Die Heilige Schrift lag in Griffweite vor ihr auf dem Tisch.

Die Hotelangestellte von der Rezeption, die mich hochbegleitet hatte, wurde für diese Dienstleistung von ihr ebenso entlohnt wie alle anderen.

Die großzügige Dame bot mir lächelnd einen Platz ihr gegenüber an. Sie schwärmte von dem üppigen herbstlichen Blumenstrauß, den sie sich hatte kommen lassen, bot mir ein Glas Champagner an und erzählte von der Reise von Zürich nach Frankfurt, zu der sie sich erst heute Morgen durchgerungen hatte.

»Ich war schon oft in Frankfurt. Mit meinem Mann. Der hat hier viel zu tun. Geschäfte.« Sie lachte laut und wiederholte: »Geschäfte.« Dann sah sie mich freundlich an und fragte: »Und was machen Sie hier in Frankfurt?«

»Ich bin Arzt.«

»Ach, das ist interessant. Wohnen Sie auch hier im Hotel?«

»Nein, ich bin dienstlich hier. Ihr Mann macht sich Sorgen und hat uns gebeten, einen Besuch bei Ihnen zu machen.«

»Warum macht er sich Sorgen?« Sie überlegte kurz und fügte hinzu: »Das ist völlig unnötig. Hat er meinen Brief nicht gefunden? Ich habe ihm doch alles aufgeschrieben.« Sie schaute auf ihre Uhr und fand die Erklärung: »Natürlich! Er kann noch gar nicht zu Hause sein. Vor 19.00 Uhr kommt er nie nach Hause. Dann kann er meinen Brief noch gar nicht gelesen haben.« Sie überlegte wieder. »Aber woher weiß er dann, dass ich in Frankfurt bin?« Wieder sah sie mich an, genauer diesmal, und fragte: »Wer sind Sie wirklich?«

Ich zeigte ihr meinen Arztausweis, den sie zwar in die Hand nahm, mir aber ungelesen wieder zurückgab. Ich versuchte, das Gespräch auf unverfängliche Themen zu lenken. Ich fragte, was sie in Frankfurt vorhabe, wie lange sie bleiben wolle und wie ihr das Zimmer gefalle. Sie hatte ihre Skepsis mir gegenüber schnell überwunden und erzählte, dass sie eine Freundin in Frankfurt habe, die sie anrufen wolle, um mit ihr etwas zu unternehmen.

Behutsam versuchte ich in den nächsten Minuten, das Gespräch wieder auf den eigentlichen Grund meines Besuches zu lenken. Ich entschloss mich nach einer längeren Einleitung zu dem Satz:»Ihr Mann bittet Sie, hier in Frankfurt einen Psychiater aufzusuchen.«

Sie strahlte und wollte wissen, ob er tatsächlich diese Worte gewählt hatte.»Er *bittet* mich, hat er gesagt«, freute sie sich über meine Bestätigung.

»Gehen wir«, sagte sie und bat die Dame von der Rezeption, uns ein Taxi zu rufen. Für die Kosmetikerin musste sie noch einmal zur Bibel greifen, dann war sie aufbruchsbereit.

Ich fragte, ob sie sich nicht etwas anziehen wolle, weil sie nur in ihrer Unterwäsche am Tisch gesessen hatte.

»Natürlich«, lachte sie, schlüpfte in einen weißen Morgenmantel und in ihre Pumps. In der Tür kehrte sie noch einmal um, um den großen Blumenstrauß aus der Vase zu nehmen.

So fuhren wir alle gemeinsam im Fahrstuhl nach unten.

Der Mann hätte am Telefon aufrichtig besorgt geklungen, hatte mir die Hotelangestellte von der Rezeption vorhin im Fahrstuhl erzählt, als wir auf dem Weg zu der großzügigen Dame waren. Er kannte das Krankheitsbild seiner Frau, jetzt aber war er besorgt wegen der Summe, die in dem Anruf von der Bank genannt worden war. Es ging um 900.000 Schweizer Franken.

Der Bankbeamte

Er wohnte im Dachgeschoss eines Mehrfamilienhauses in der Innenstadt in einer kleinen Mansarde. Die Haustür hatte trotz des kalten Regens aufgestanden, weil gerade wegen eines Umzugs Möbelpacker ständig ein und aus gingen. Oben brauchte ich ebenfalls nicht zu klingeln, die Tür stand offen, und der Holzkeil zwischen Boden und Tür sprach dafür, dass das so sein sollte. Trotz des Dämmerlichts konnte man erkennen, dass der Patient die letzten Jahre keine Kraft mehr gehabt hatte, sich um sein Zuhause zu kümmern. Es roch streng in der kleinen Kammer. Von der Decke hing eine Glühlampe ohne Lampenschirm, die nur spärliches Licht verbreitete, und das schräge Dachlukenfenster, auf das der Novemberregen prasselte, war von Taubendreck verschmutzt. Es war düster in der Wohnung.

Der Anruf war von Dritten gekommen. Das ist immer unbefriedigend, weil unsere Einsatzzentrale in einem solchen Fall nicht wirklich weiß, was vorliegt. Ein Herr P. war wohl gestürzt und hatte Schmerzen.

Gegenüber der Tür an der Stirnseite stand ein Doppelstockbett. Als ich meinen Einsatzkoffer auf dem Boden abstellte, beeilte sich ein alter Mann aus dem unteren Bett aufzustehen.

»Es geht schon viel besser«, sagte er statt einer Begrüßung und stellte sich mit dem Rücken zu mir vor das Bett. Er hielt sich an der oberen Matratze fest, und ich konnte sehen, dass er das linke Bein im Knie etwas angewinkelt hielt, um es nicht zu belasten.

Neben dem Bett stand ein anderer, jüngerer Mann, der keine Anstalten machte, dem Alten zu helfen.

»Wir sind gut klargekommen, jawoll«, sagte der Patient und hüpfte auf dem gesunden Bein am Bett entlang, um zu beweisen, dass er auf dem Wege der Besserung war. Er hielt sich weiter an der Matratze des oberen Bettes fest und drehte beim Sprechen nur den Kopf zu mir.

»Warum haben Sie dann einen Arzt gerufen?«, wollte ich wissen.

Der Alte antwortete: »Es gibt da ein Problem, jawoll.«

»Aha«, sagte ich und wartete auf die Erklärung.

»Vor drei Wochen bin ich gestürzt. Hier im Zimmer. Ich konnte mich kaum bewegen. Hannes musste mir helfen, damit ich überhaupt bis ins Bett kam.«

Da der vierschrötige Kerl am Fußende bekräftigend nickte, vermutete ich, dass es sich bei ihm um Hannes handelte.

»Wo war denn der Hauptschmerz im Bein?«, fragte ich, immer noch in der Tür stehend.

»Ganz oben, an der Hüfte.«

Damit stand auch die Diagnose so gut wie fest, und ich wunderte mich, dass er es solange mit einer unbehandelten Schenkelhalsfraktur ausgehalten hatte.

»Die ersten Tage waren schrecklich, aber wir …«

»Warum haben Sie nicht damals einen Arzt gerufen?«, unterbrach ich ihn.

»Haben wir doch, jawoll«, beteuerte er. »Hannes hat angerufen, aber es ist keiner gekommen. Ich habe mir schon gedacht, dass keiner kommt.«

»Warum denn das?«

»Weil wir nie Hilfe kriegen«, nuschelte er. »Wir kriegen nichts geschenkt.«

Und Hannes sagte: »Stimmt.«

Ich hatte das Gefühl, dass diese Diskussion zu nichts führen würde, und beschloss, vorerst keine Zwischenfragen mehr zu stellen.

»Es ging ja auch irgendwie.«

»Na ja«, erwiderte Hannes.

»Nach einer Woche wurde es ein wenig besser«, erklärte der Alte. »Ich konnte mich dann im Bett schon mal etwas drehen. Aufstehen konnte ich natürlich nicht, jawoll.«

Mir dauerte das inzwischen alles etwas zu lange, deshalb fragte ich offen heraus: »Sie sprachen von einem Problem?«

»Jawoll«, sagte er und schaute dabei Hannes an.

Um nicht reden zu müssen, griff der sich eine Bierflasche von einem alten Schrankkoffer, der hochkant neben dem Bett stand, und nahm einen langen Schluck.

»Er bekommt meine Rente nicht«, klagte der alte Mann. Ich verstand kein Wort, kehrte aber zu meinem Vorsatz zurück und schwieg abwartend.

»Unser Geld ist alle, und Hannes ist zur Bank. Die Rente müsste längst da sein. Aber sie haben ihm kein Geld gegeben.«

»Haben Sie ein gemeinsames Konto?«, wollte ich wissen.

»Nein. Das Konto gehört mir. Aber ich kann doch nicht dahin mit dem Bein. Ich habe Hannes geschickt. Jawoll.«

Jetzt verstand ich das eigentliche Problem des Patienten. Sein gebrochenes Bein machte ihm weniger Sorgen als der Umstand, dass sie kein Geld mehr zum Leben hatten.

Plötzlich fing Hannes an zu sprechen: »Ich habe denen alles erklärt, und auch dass der Karl nicht laufen kann und dass wir kein Geld mehr haben und dass wir einkaufen müssen. Und der in der Bank hat immer nur gesagt, da kann er nichts machen.«

Erschöpft hielt Hannes inne.

»Und deshalb haben Sie jetzt einen Arzt gerufen?«

»Nein, wir haben nicht angerufen«, meldete sich Herr P. wieder zu Wort.

»Der Bankbeamte hatte Mittagspause und ist plötzlich hier aufgetaucht«, erklärte Hannes und sah zu mir herüber.

»Er war eben da. Der Mann von der Bank, bei dem Hannes die Rente holen wollte«, bestätigte Herr P. »Er wollte gucken, ob das stimmt, was Hannes ihm erzählt hat. Er hat gesagt, dass er Sie anruft und dass ich ins Krankenhaus muss und dass er das mit der Rente regeln will.«

Der Bankbeamte hatte recht, und so wurde es gemacht.

Dir werde ich es zeigen

Lothar war heute erst spät in die Kneipe »Zum Frankfurter Eck« gekommen. Hier wird mehr getrunken als gegessen, aber es gibt auch Soleier, Frikadellen und Schmalzbrot. Es war voll, und er stellte sich an die Theke. Christine hieß die Kellnerin. Dort an der Ecke musste sie immer wieder vorbei. Die Kasse stand auf einem Regalbrett an der Wand, auch die leeren Gläser wurden hier abgestellt.

Sie hatte ihn nicht beachtet.

»Zwei O-Saft, vier große Helle, einen Riesling und eine Frikadelle mit Brot.«

Sie hatte direkt neben ihm gestanden, als sie die Bestellung aufgab. Sie musste ihn gesehen haben.

Er wollte sie nicht ansprechen, nur anschauen. Helmut, der Wirt, stieß ihn über den Tresen hinweg an: »Was trinkst du, Lothar?« Er wollte nichts trinken. »Ein Pils?«, hakte Helmut nach, und Lothar nickte.

Er trank es schnell, und es blieb nicht bei dem einen. Sie würdigte ihn keines Blickes, obwohl sie fast im Minutentakt neben ihm auftauchte.

»Der Dieter hat genug. Sprich mal mit dem. Der will nicht nach Hause. Ich bring dem nichts mehr.«

Helmut nickte.

Lothar ergriff die Gelegenheit und hielt sie am Unterarm fest. Sie zischte: »Fass mich nicht an!«

»Ich habe noch den Schlüssel«, sagte er.

»Wirf ihn in den Briefkasten.«

»Ich habe ihn dabei.«

»Dann gib ihn her.«

Sie blieb vor ihm stehen und schaute ihn an. Er behielt die Hand mit dem Schlüssel in der Hosentasche. »Du, Christine, können wir nicht …«

»Ganz sicher können wir nicht«, erwiderte sie entschieden, und als sie sich umwandte, um weiter zu bedienen, schickte sie noch ein endgültiges »Verpiss dich!« hinterher.

Lothar zahlte beim Wirt. Er ging zur Tür, und Helmut raunte Christine zu: »War das jetzt nötig?«

»Halt du dich da raus«, fauchte sie zurück und ging weiter kassieren.

Er hatte sie betrogen. Nur einmal. Aber das war einmal zu viel. Wochenlang hatten sie geredet, bis sie nicht mehr reden konnten. Es hatte Tage gegeben, da schien es, als ob alles gut werden würde. Aber dann war es wieder da. Es zog ihr den Boden unter den Füßen weg. Sie hasste ihn, so tief sie hassen konnte. Sie war damals schwanger von ihm gewesen. Sie hatte das Kind wegmachen lassen. Dafür hasste sie sich jeden Tag. Immer, wenn sie ihn sah, war es so, als wäre es gerade geschehen. Sie sah ihn mit der Anderen im Bett liegen, sie sah sie zusammen lachen und zusammen frühstücken. Sie sah sich auf dem Stuhl liegen, die Beine in der Luft, und alles krampfte sich in ihr zusammen, bis sie glaubte, schreien zu müssen.

Um 1.00 Uhr war der Letzte gegangen. Helmut machte noch die Kasse, und sie stellte für die Putzfrau die Stühle hoch. Um halb zwei schlossen sie die Tür, und er fragte draußen, ob er sie nach Hause bringen soll. »Vielleicht lauert er dir auf.«

Christine lachte. »Mit dem werde ich fertig, keine Sorge«, versicherte sie.

Sie wohnte ganz in der Nähe und fürchtete sich nie auf dem Heimweg. Es war eine helle Gegend. Selbst jetzt, mitten in der Nacht, waren Menschen unterwegs, und sie hatte es nicht weit.

Sie wohnte in einem schönen Altbau im zweiten Stock. Die Treppe war aus Holz und knarrte ein wenig. Wegen der Uhrzeit ging sie langsam die Treppe hoch und versuchte, keinen Lärm zu machen. Als sie die Wohnungstür öffnete und das Licht im Flur anmachte, sah sie zuerst nur seine Beine.

Er hing von der Decke.

Wir wurden für die Leichenschau gerufen.

Kunst

In der Musik würde man es vielleicht *vigoroso*, lebhaft, kraftvoll, nennen oder *con bravura*, mit Kühnheit. Einem fast abstrakten Gemälde kann man sich manchmal besser über musikalische Begriffe nähern. Vielleicht sollte man *tempestoso* sagen: stürmisch, ungestüm.

Ein großes Bild, der Hintergrund ist schmutzig weiß angelegt. An einigen Stellen kann man noch die Pinselstriche in der Farbe sehen. An anderen ist die Farbe erhaben über dem Untergrund. So flüchtig ist gearbeitet worden ... Über die ganze Fläche des Bildes sind mit breitem Pinselstrich schwarze Balken und ein Halbkreis aufgetragen. In der Mitte des Bildes gibt es einige deutlich zartere, waagerecht angeordnete Linien in roter Farbe. Beim ersten Hinschauen hätte man sie fast übersehen. Es ist mit ungebremster Kühnheit gemalt worden. Es macht einen lebhaften Eindruck auf den Betrachter. Das Bild heißt »Herzflimmern«. Und das ist stürmisch und ungestüm.

Es lehnte an der Wand eines kleinen Zimmers in einer Wohnung im Süden Frankfurts, direkt am Main.

Der Patient hatte mir auf mein Klingeln selbst geöffnet und ließ mich vorgehen. Wir mussten durch die Küche hindurch, um in sein Zimmer zu gelangen. Eine Frau stand am Herd und kochte. Sie schaute rasch auf, als wir hineinkamen.

Die Küche war geräumig. In einer Ecke stand ein großer Esstisch vor einer Eckbank. Dies hier war nicht nur ein Arbeitsraum, sondern, wie auf dem Dorf oder in Altbauten auch, ein Aufenthaltsraum. Auf einem Küchenunterschrank in brauner Farbe stand eine kleine Statue aus gebogenem Draht neben einem großen Wäschestapel, der schon schrankfertig zusammengelegt war.

Die Frau hatte den Holzlöffel auf einem Teller abgelegt, sich die Hände an der Kittelschürze abgewischt und war dann vorausgeeilt, um die Tür zum angrenzenden Zimmer zu öffnen. Sie musterte mich, als wir an ihr vorbeigingen. Der Mann legte sich auf das Bett an der Wand, und sie räumte den Eimer weg, der vor dem Bett stand.

Er berichtete mir von seinen Beschwerden. Es hatte heute Morgen angefangen, ein heftiger Schmerz im rechten Oberbauch und Erbrechen. Manchmal ließen die Krämpfe ein wenig nach, und er schöpfte Hoffnung, aber dann kamen die Schmerzen unverändert zurück. Er kannte das, er hatte Gallensteine. Ich untersuchte den Bauch, und wir waren uns einig, dass er wieder eine Gallenkolik hatte.

Während die Infusion mit dem Schmerzmittel lief, schaute ich mir das Bild an, das an der Wand lehnte. Es passte so gar nicht in das biedere Zimmer neben den Kleiderschrank, auf dem ein Korb mit schmutziger Wäsche stand. Seitlich am Schrank lehnten aneinandergereiht weitere Bilder. Warum hatten sie sie nicht aufgehängt? Hatten sie selbst gemerkt, dass sie hier keinen Platz für solche Gemälde finden würden?

»Darf ich mir die Bilder anschauen?«, fragte ich ihn, und er nickte.

Es waren lauter großartige Werke. Auch einige nicht fertige Skizzen, denen man aber schon ansehen konnte, was in ihnen steckte. Ich fragte mich, wo sie die herhatten. Billig waren die bestimmt nicht gewesen. Die Bilder sahen auch nicht nach Flohmarkt aus. Es gab abstrakte Gemälde in Öl, Aquarelle und Kreideskizzen. Eine Tänzerin in der Drehung, bisher nur mit wenigen Strichen angedeutet, gefiel mir besonders. Ich nahm das Blatt heraus, um es besser betrachten zu können. Obwohl es unfertig war, war schon alles zu erkennen oder wenigstens zu erahnen.

Die Frau rief aus der Küche: »Darfst du was essen?«

»Dem Doktor gefallen deine Bilder«, antwortete er.

Sie kam herein und stellte sich zu mir. In der Hand trug sie ein Blatt Papier von einer Küchenrolle, um sich die Finger abzuwischen. Sie nahm mir die Skizze aus der Hand und stellte sich in einem Meter Entfernung auf.

»Man sieht es besser mit ein wenig Abstand.«

Sie hatte recht. Jetzt konnte man tatsächlich sehen, wie die Tänzerin sich drehte.

Als diese zierliche Hausfrau mir das Bild zum Betrachten in die richtige Position brachte, war sie plötzlich nicht mehr die verhärmte Frau, die vorhin am Herd gestanden hatte. Sie blühte auf, und die graubraune Kittelschürze und die Hausschuhe spielten keine Rolle mehr. Sie hatte sich so positioniert, dass das Licht vom Fenster gut auf das Bild fiel.

Ich wollte nicht unhöflich sein, aber ich hätte gar zu gerne gewusst, wie es dazu gekommen war, dass sie sich für Kunst interessierte. Sie sah eigentlich mehr nach Kreuzworträtseln aus.

»Wo haben Sie so schöne Sachen gefunden?«, fragte ich, und sie lachte, als sie das Blatt mit der Tänzerin wieder in den Stapel neben dem Kleiderschrank einsortierte.

»Das gefällt mir besonders gut«, sagte sie und zeigte auf das ungestüme, kraftvolle Gemälde, das an der Wand lehnte. »Es ist richtig gut gelungen. Ich finde, es stimmt alles.«

Da konnte ich ihr nur zustimmen.

»Ich komme nicht mehr so oft zum Malen«, sagte sie, ging wieder in die Küche und ließ mich sprachlos zurück.

Der kranke Ehemann erzählte mir, dass sie eine alte Mutter habe, die zwei Stockwerke höher wohne und die alleine nicht zurechtkomme. »Meine Frau kümmert sich um sie. Sie arbeitet als technische Zeichnerin«, fuhr er fort, »weil ihr die Eltern die Kunsthochschule nicht erlaubt haben. Sie würde gerne viel mehr malen. Unsere Wohnung lässt aber nicht so viel zu, und ein Atelier können wir uns nicht leisten. Sie freut sich aber bestimmt, dass Ihnen die Bilder gefallen.«

»Stellt sie aus?«, fragte ich.

»Früher einmal.«

Die Infusion war durchgelaufen, und ich konnte die Nadel ziehen. Sie stand wieder am Herd, als ich mich verabschieden wollte.

»Mit Plastiken fange ich gerade erst an«, sagte sie und deutete mit dem Kopf auf die kleine Statue aus Draht, die neben dem

Wäschestapel stand. »Das geht mir noch nicht so leicht von der Hand. Ich sehe die Form noch nicht richtig.«

Ich warf noch einen Blick auf den kleinen Drahtmenschen, der herausfordernd zu mir hochschaute, bevor ich ging.

Tage später rief sie an. Ihrem Mann ginge es wieder gut, sie bat mich aber trotzdem, noch einmal zu kommen. Sie wollte mir das Bild »Herzflimmern« schenken, das ich so bewundert hatte.

Ferien

Die Reise nach Europa machten sie jedes Jahr, auch weil ihnen das Klima so guttat. Es war nicht so schwülheiß wie zu Hause in Texas, und es gab weniger Waffennarren. Sie hatten viele Bekannte hier und fuhren in dem gemieteten Kleinwagen von Hamburg über Frankfurt und München bis nach Wien. Es gab so viele Erinnerungen, und überall wurden sie so herzlich empfangen.

Wer weiß, wie lange das noch geht. Sie werden nicht jünger.

Im Jahr, als sie berentet wurden, hatten sie die erste Reise gemacht. Endlich hatten sie Zeit, und die Vergangenheit war lange her.

Damals waren sie nur nach Wien gefahren, hatten bei Verwandten gewohnt, sich in der Stadt umgesehen und gemerkt, dass die Beklemmung nachließ. Der Kaffee hatte ihnen geschmeckt, und sie ertappten sich dabei, dass sie zusammen lachen konnten, wenn der Ober im Sperl ihr amerikanisches Wienerisch nicht auf Anhieb verstand.

Schon auf dem Rückflug hatten sie beschlossen: »Das nächste Mal fahren wir auch nach Deutschland.« Sie hatten dann alles sorgfältig geplant.

Auch diese Reise im darauffolgenden Jahr verlief unkompliziert. Sie wurden bei den Verwandten und Bekannten, bei denen sie wohnten, gastfreundlich aufgenommen, und man war traurig, als die wenigen Tage vorüber waren und der Aufbruch und die Weiterfahrt bevorstanden.

Sie hätten nicht das Geld für eine jährliche Europareise gehabt, wenn sie in Hotels hätten unterkommen müssen. Schon der Flug und der kleine Mietwagen kosteten mehr, als sie sich leisten konnten. Die private Rente war ausreichend, aber nicht für große Sprünge geeignet. So verzichteten sie auf alle Extras. Eines dieser Extras, das als verzichtbar angesehen wurde, war eine Auslandskrankenversicherung. Sie waren zwar alt, aber bei guter Gesundheit. Bis heute mussten sie keine Medikamente nehmen.

Thomas war zu dick. Sie hatte ihm das hundert Mal gesagt und sich dann doch gefreut, wenn das Essen, das sie kochte, ihm so gut schmeckte, dass er eine zweite Portion verlangte. Jetzt in der Rente war es nicht besser geworden. Sie bewegten sich zwar mehr als früher und gingen viel spazieren, dafür aßen sie nachmittags Kuchen. Den hatte es früher nicht gegeben.

Der Kleinwagen, den sie für ihre Rundreise mieteten, hatte hinter dem Steuer nicht viel Platz, selbst wenn man den Fahrersitz weit nach hinten schob. Irmgard kam im Fahrzeug besser zurecht, aber sie hatte keinen Führerschein. Er konnte sich darüber amüsieren, wenn er während der Fahrt die Hände vom Lenkrad nahm, um ihr zu zeigen, dass er mit dem Bauch die Spur halten konnte.

Sie waren im zehnten Reisejahr, als das erste Mal etwas dazwischenkam.

Die Tage in Hamburg waren wieder viel zu schnell vorbeigewesen, die ganze Familie des einen Bruders hatte bei ihrer Abfahrt auf der Straße gestanden und gewunken.

Unterwegs war Thomas schweigsam. Er redete auch sonst nicht viel. Irmgard fand es dennoch merkwürdig. Vielleicht musste er sich jetzt beim Autofahren mehr konzentrieren als früher. Sie waren beide schon Mitte siebzig. Sie wollte ihn nicht ablenken und schwieg ebenfalls.

Gegen 18.00 Uhr kamen sie bei ihren Verwandten in einem Frankfurter Vorort an. Die Familie hatte gekocht und noch andere Freunde von früher eingeladen. Es war eine große Tafel gedeckt. Irmgard war das ein wenig zu viel, sie hätte sich lieber etwas ausgeruht. Aber man hatte sich solche Mühe gegeben, und sie freute sich doch auch auf das gemeinsame Essen. Sie wollte sich nur etwas frisch machen. Man brachte für beide das Gepäck aufs Zimmer. Als sie wieder herunterkam, standen die anderen alle mit einem Glas Sekt auf der Terrasse des

Reihenhauses und prosteten ihr zu. Sie war glücklich und hob ihr Glas.

Nur Thomas war nicht da. Sie schaute auf der Terrasse und im Garten nach, sie ging ins Haus, um zu sehen, ob er sich schon an den Tisch gesetzt hätte. Das sähe ihm ähnlich. Aber auch dort war er nicht. Ruth, die Gastgeberin, wollte sofort nach oben gehen, um nachzuschauen.

»Ich glaube, er schläft«, sagte Ruth, als sie wieder auf die Terrasse kam.

»Geht's ihm gut?«, wollte Irmgard wissen und verstand, dass Ruth ihn nicht hatte wecken wollen. Es war sicher doch zu anstrengend für ihn gewesen.

Irmgard machte sich Vorwürfe, dass sie nicht auf mehr Pausen bestanden hatte, hatte sie doch gemerkt, dass etwas nicht stimmte. Na, morgen würde sicher alles wieder beim Alten sein! Er konnte ja solange schlafen, wie er es brauchte.

Der Abend verlief sehr nett, und sie hatte das Gefühl, zwanzig Jahre jünger und nie weggewesen zu sein. Als sie ins Zimmer kam, schnarchte Thomas laut. Das beruhigte sie.

In der Nacht geisterte er ab und zu im Zimmer herum, aber sie war zu erschöpft, um sich davon stören zu lassen. Es war noch früh, als sie aufwachte. Thomas war gerade ins Zimmer gekommen und hatte die Tür zu laut ins Schloss gezogen. Er legte sich wieder ins Bett, und sie hoffte, noch ein wenig weiterschlafen zu können. Doch kaum hatte sie sich auf die andere Seite gedreht, stand er schon wieder auf und verließ das Zimmer.

Zum Frühstück wollte er nicht herunterkommen. Man ließ ihm seinen Willen. Aber als sie nach einem kleinen Spaziergang nach ihm schaute, lag er immer noch im Bett. Es war elf Uhr. Sie fand das unhöflich und wusste nicht, ob sie ihm Vorwürfe machen sollte. Als er ihr nicht auf ihre Fragen antwortete, sondern stattdessen Schimpfworte auf Englisch murmelte, wusste sie, dass etwas nicht stimmte. Sie waren übereingekommen, hier nur Deutsch zu sprechen, einerseits aus Rücksichtnahme, andererseits um sich ihrer Herkunft zu vergewissern. Sie fragte ihn, ob er das vergessen habe. Er antwortete nicht. Jetzt machte sie sich Sorgen.

Als er auch zum Mittagessen nicht aufstehen wollte, war sie sich sicher, dass etwas passieren musste. Irmgard bat ihren Neffen, einen Arzt zu holen.

Hier im Dorf kannte jeder jeden, und den Hausarzt hatte die Familie schon seit vielen Jahren. Er kam auch am Samstag vorbei, wenn man ihn brauchte, und hörte sich die Geschichte an. Er untersuchte Thomas ausgiebig und befürchtete etwas Neurologisches. Um sicherzugehen, schlug er eine Krankenhauseinweisung vor. Als die Familie wegen der fehlenden Versicherung davon nichts wissen wollte, spritzte er dem Patienten wegen diskreter Unterschenkelödeme ein Entwässerungsmittel und empfahl, bei Verschlechterung unbedingt am Sonntag den Bereitschaftsdienst zu rufen.

Es wurde nicht schlechter, aber auch nicht besser. Thomas war verwirrt. Er wollte nichts essen und nichts trinken. Er blieb im Bett, war aber so unruhig, dass er alle zehn Minuten aufstand und durchs Haus vagabundierte. Er erkannte niemanden mehr. Auch Irmgard bekam keinen Kontakt zu ihm.

Am nächsten Morgen riefen sie den ärztlichen Bereitschaftsdienst.

Alle Fragen, die ich ihm stellte, beantwortete er nicht. Er sprach amerikanisch mit mir, obwohl die Ehefrau versicherte, dass Deutsch seine Muttersprache sei. Auch ohne ihn zu kennen, merkte man, dass er wesensverändert war. Dieser Mann wirkte alt und hinfällig. Nie hätte man vermutet, dass er noch vorgestern am Steuer eines Fahrzeugs von Hamburg nach Frankfurt gefahren war. Ich schloss mich der Meinung des Hausarztes an, dass ein neurologisches Geschehen im Krankenhaus abgeklärt werden sollte.

Die Ehefrau war verzweifelt. Sie wollte unbedingt, dass ihrem Mann geholfen würde, Krankenhaus sollte aber das allerletzte Mittel sein. Zu Hause in den Staaten kam ein Klinikaufenthalt einem sicheren Bankrott gleich. Ich versprach also, am Abend noch einmal vorbeizukommen, dann wollten wir eine endgültige Entscheidung fällen. Ich verabschiedete mich, und sie brachte mich zur Tür. Als wir uns die Hand gaben, sagte sie:»Könnten Sie ihm nicht vielleicht etwas zur Beruhigung spritzen?«

Auf meinen fragenden Blick erzählte sie von seiner Unruhe. Er würde es keine zehn Minuten im Bett aushalten, ständig im Haus unterwegs sein und keine Ruhe finden. Auch nachts hätte er kaum geschlafen, sondern wäre ständig auf die Toilette gegangen.

»Nur damit er mal zur Ruhe kommt. Vielleicht wird dann alles besser.«

So half sie mir mit ihrer Bitte auf die Sprünge. Wegen seiner ausgeprägten Fettleibigkeit hatte ich seinen stattlichen Bauch nicht gut untersuchen können und in der Folge das übersehen, was jetzt plötzlich ganz nahe lag: Er konnte kein Wasser lassen. Irgendwann wird man verrückt und kann die Ursache der Beschwerden nicht mehr benennen. Es ging nur um einen Blasenkatheter.

Der war schnell gelegt.

Bei meinem Anruf zwei Stunden später wurde mir berichtet, dass er mit seiner Frau auf einem Spaziergang sei. Es ginge ihm viel besser. Er habe mit Appetit gegessen und getrunken.

Als ich mich zwei Tage später noch einmal nach seinem Befinden erkundigen wollte, war er schon auf der Fahrt nach München. Als Fahrer ihres Kleinwagens, Irmgard hatte ja keinen Führerschein.

Ausweglos

Es ist mitten in der Nacht. Ich arbeite seit 13 Stunden. Die Zentrale hat etwas Heikles. Da käme einer mit seiner Frau nicht mehr klar. Sie hätte ein Nervenleiden und wäre gerade in der Einstellphase für ein neues Medikament. Jetzt wäre sie abgedreht. Er bitte um Hilfe.

»Und Achtung, der ist Jurist.«

Ich suche die Straße im Stadtplan und fahre los. Eine der besten Gegenden Frankfurts, an einem schönen Park gelegen. Nur Stilaltbauten und Gründerzeithäuser. Es ist eine sternenklare Sommernacht, ringsum liegen die Häuser im Dunkeln, nur in der Hausnummer 17, einer klassizistischen Villa, sind alle Fenster der beiden Etagen hell erleuchtet. Vom Balkon aus hält ein Mann schon nach mir Ausschau.

Ich parke und hole meine Einsatztasche aus dem Kofferraum, dann stelle ich mich der nächtlichen Herausforderung.

Er öffnet mir die Wohnungstür und tritt einen Meter zurück, als ich diese hinter mir schließe. Unter seinen Füßen knirscht Glas. Die große Scheibe aus der Tür zum Wohnraum ist zu Bruch gegangen. Es hängen nur noch wenige Teile locker in der Umrahmung, spitze, gefährlich aussehende Glaswinkel. Der größte Teil ist auf dem Boden gelandet. Alles voller Splitter. Er öffnet vor mir die Tür und geht voraus. Hinter uns fällt ein weiteres Stück der Scheibe zu Boden.

Er ist ein großer stattlicher Mann von ungefähr 40 Jahren. Groß und breit wie ein Bär mit ein wenig zu viel Haaren über dem nicht unsympathischen Gesicht.

Wir steigen über den scherbenübersäten Boden, und er bittet mich, Platz zu nehmen. Ich wähle das Sofa und schaue mich in dem Raum um, der eine eigentümliche Kälte ausstrahlt. Kein Teppich, die blanken Fliesen, das moderne Mobiliar: wenig, teuer, geschickt arrangiert.

Der Mann setzt sich in einen Sessel, der etwas abseits steht vom Couchtisch aus Stein. Neben dem Tisch zwei weitere Sessel. In einem hockt ein vielleicht anderthalbjähriges Kind mit einem Schnuller im Mund. Die Augen schauen müde. Es wirkt etwas verstört, aber nicht ängstlich. Aus dem oberen Stockwerk führt eine Treppe aus hellem Holz in das Wohnzimmer. Eine Frau kommt herab. Schnell springt sie die Stufen hinunter. Klein und zierlich ist sie, drahtig und jung. Sie trägt kurzgeschnittenes, dunkles Haar, das ihren sportlichen Eindruck noch unterstreicht. Sie steuert den freien Sessel an, schaut mich an, lächelt kurz, wendet rasch ihren Blick zu dem Kind, streift es mit den Augen und schaut dann auf ihren Mann. Sie lässt sich in den Sessel fallen, springt wieder auf, eilt in die Küche, hantiert dort herum, kommt zurück und setzt sich wieder in den Sessel. Oben schreit ein Baby. Einen Moment sind wir alle ruhig und beobachten einander.

Dann springt die Frau wieder auf und eilt die Treppe hinauf. Mit dem Baby auf dem Arm kommt sie zurück.

»Meine Frau ist im Moment sehr nervös«, beginnt der Ehemann. »Sie wird gerade auf ein neues Medikament eingestellt. Sie hat Anfälle. Plötzlich fällt sie um. Die Anfälle sind wohl nicht typisch. Aber die Ärzte haben dennoch gesagt, dass sie ein Krampfleiden hat.«

Die Frau hört schweigend zu. Das Baby hält sie auf dem Schoß und schaukelt es zu ihrer Beruhigung hin und her.

»Sie gibt selbst zu, dass sie gegen ihre Aggressionen nicht ankommt«, fährt der Mann fort, »und ich, ich kann das nicht länger verantworten mit den Kindern. Wenn sie zum Beispiel die Treppe herunterfällt. Manchmal lässt sie sich nämlich die Treppe herunterfallen.«

»Aber morgen kommt doch meine Mutter«, meldet sie sich zu Wort. »Von daher ist das gar kein Problem mit den Kindern.«

Er beugt sich etwas zu ihr vor in seinem Sessel, seine Hände ringen miteinander. Seine Stimme ist ruhig und bestimmt. »Es geht nicht mehr, Claudia. Wir haben das besprochen, und du warst einverstanden.«

Von ihr kommt keine Reaktion.

Er wendet sich mir zu: »Sie ist heute Abend auf mein Anraten in die Klinik gefahren, in die Neurologie. Aber eine Stunde später stand sie wieder vor der Tür. Sie ist einfach nicht dort geblieben. Wir hatten es aber fest ausgemacht.«

»Der Arzt hat mich gefragt, ob ich etwa dableiben will. Das ist doch eine Suggestivfrage, habe ich gesagt. Da hat der Arzt gemeint, natürlich wäre das eine Suggestivfrage, denn er wolle mich gar nicht dabehalten. Und die Kinder brauchen mich auch. Die Kleine ist ganz verstört.«

Sie schaut mit schnellem Blick auf ihr Mädchen, das müde an seinem Schnuller arbeitet.

»Aber es geht so nicht weiter. Sie beschimpft mich mit Ausdrücken ...«

»Aber nur, weil du mir was einflößen wolltest.«

»Sie sagt Nazischwein zu mir und solche Sachen.«

»Wenn einer einem einfach was einflößen will, dann ...«

»Sie hat sich nicht mehr in der Gewalt.«

»Ich versteh das gar nicht, ich habe doch alles gemacht.«

»Sie hat sich wirklich nicht mehr in der Gewalt. Da, die Tür hat sie eben eingetreten.«

»Aber nur, weil du mich ausgesperrt hast.«

»Ich wollte nur, dass du dich beruhigst. Dass du zu dir kommst.« Zu mir gewandt sagt er: »Da habe ich sie da vorne hingeführt, in den Flur.«

»Gestoßen hast du mich. Dahin gestoßen.«

»Und dann hat sie einfach die Scheibe eingetreten. Und die Kinder waren ganz in der Nähe. Wie leicht hätte einem was passieren können. Die Scherben flogen durch den ganzen Raum.«

»Die Kinder waren gar nicht so nah an der Tür. Clara stand dort an der Treppe, und Jonas lag hier auf dem Sofa.«

»Sie hat sich überhaupt nicht mehr in der Gewalt. Man kann einfach nicht mehr mit ihr reden.«

»Du hattest doch die Tür abgeschlossen. Was sollte ich denn machen?«

Er ist nach außen völlig ruhig, und nur seine Hände, die sich gegenseitig Schmerzen zufügen, erzählen etwas anderes. Sie ist hektisch, blickt mal diesen an, mal jenen, lächelt schnell und abwesend. Ihr Baby wiegt sie mechanisch auf dem Schoß.

Wenn sie ihren Mann anschaut, bekommen ihre Züge etwas Trotziges, und manchmal legt sie für Sekunden ihre Stirn in Falten, so als verstünde sie nicht, was er sagt. Beim Blick zu mir zuckt ein Lächeln um ihren Mund. Der Gesichtsausdruck gehört ihr nicht. Er ist nur für den Betrachter bestimmt.

Das Telefon klingelt. Der Ehemann geht an den Apparat. Seine Mutter ruft an und fragt nach dem Stand der Dinge. Sie ist auch Juristin und will mich sprechen. Sie berichtet mir am Telefon von früheren Katastrophen: »Der eigene Bruder hat sie einmal im Polizeigriff abführen lassen. Sie wollte auch schon mal in den Main springen. Sie war auf und davon. Die ganze Nacht haben sie sie gesucht. Manchmal ist sie einfach nicht mehr erreichbar für Argumente und gute Worte.«

Ich widerspreche nicht. Dann übernimmt der Sohn erneut das Telefon, und ich darf mich wieder setzen. Diesmal wähle ich die andere Seite des Sofas, einen Platz in ihrer Nähe.

»Wie sehen Sie das, was sich hier abspielt?«, frage ich die Frau. Sie füttert das Kind auf ihrem Schoß, setzt es dann auf, um es aufstoßen zu lassen. Ihre Bewegungen sind ruckartig, unbeteiligt. Sie klopft ihm auf den Rücken, so wie man das macht. »Es ist nicht leicht zwischen Ihnen und Ihrem Mann?«

»Ach, manchmal ist es ganz toll, wenn wir so zusammen reden und so.«

Der Mann hat das Gespräch mit seiner Mutter beendet und kehrt zu seinem Sessel zurück.

»Das Verrückte ist ja«, beginnt er sogleich wieder, »dass sie so völlig normal sein kann, wenn jemand anderes da ist. Man merkt dann gar nichts. Aber es geht so nicht weiter. Sie muss therapiert werden. Ich halte das nicht mehr aus.«

Ich gebe zu verstehen, dass ich die Situation auch als sehr angespannt empfinde. Ich sehe die Schwierigkeiten, möchte aber von ihm wissen, wie ich seiner Frau und ihm heute Nacht helfen kann.

»Sie muss hier weg. Sie muss in eine Klinik.«

»Ich war ja schon mal bei einer Therapie. Ich wollte aber lieber eine Paartherapie machen. Er ist aber nicht mitgegangen.«

»Die Therapie hast du ja auch gleich wieder abgebrochen.«

»Erst nach der fünften Stunde.«

»Aber heute Abend war es fest ausgemacht, dass du in der Klinik bleibst. Und nach einer Stunde bist du einfach schon wieder da.«

»Und du lässt mich draußen stehen und machst mir die Tür nicht auf.«

»Weil es fest ausgemacht war!«

»Aber du kannst mich doch nicht da draußen stehen lassen!«

»Ich habe dich ja reingelassen!«

»Aber erst als ich angefangen habe zu schreien!«

»Was sollte ich denn machen? Sie hat die ganze Nachbarschaft aufgescheucht.«

Ich schaue beide an, die da miteinander sprechen und sich nicht mehr verstehen. »Warum trennen Sie sich nicht?«, frage ich schließlich.

»Wenn das so weitergeht, wird mir gar nichts anderes übrigbleiben. Sie können sich das nicht vorstellen. Wenn Sie jetzt zur Tür hinaus sind, wird es gleich wieder von vorne losgehen.« Er versteckt das Gesicht hinter seinen Händen.

Sie hat das Baby auf dem Schoß, das sie immer noch hin und her wiegt, und schaut ihn an.

Ich werde ihnen heute Nacht nicht helfen können.

»Sie sollten sich heute aus dem Weg gehen und morgen eine Lösung suchen.«

Meine Befürchtung, dass sie diese Lösung nicht zusammen finden werden, behalte ich für mich.

Ein Teppich

Ein Baumarkt ist ganz in der Nähe. Das ist nur praktisch, wenn man etwas reparieren muss. Sonst ist es mehr ein Hinweis darauf, dass es keine schöne Wohngegend ist. Zwischen den Häusern gibt es Grünflächen – dichte Hecken und Rasen. Der sieht so aus wie der Fünf-Meter-Raum in der Fußball-Bezirksliga. Auf den Wegen zwischen den Häusern stehen Einkaufswagen aneinandergekettet wie am Eingang zum Discounter.

Die wenigsten Menschen ziehen hierher, sie landen eher in diesen Häusern. Sie nehmen ihre Fahrräder lieber mit in die Wohnung, als sie an den matt glänzenden Spiralen vor der Haustür anzuschließen. Die sind eigentlich dafür vorgesehen und erst kürzlich fertiggestellt worden.

Um den Platz für die Mülltonnen haben sie aus roten Backsteinen eine Mauer errichtet, die den Kindern zum Ballspielen dient. In Ermangelung eines Freundes kann man den Ball auch mit Wucht an diese Wand dreschen. In dem ummauerten Teil sieht es so aus, als wäre immer Sperrmülltag.

Wenn in der Nacht in dieser Gegend ein Hausbesuch angefordert wird, dann alarmiert der Sanitäter in unserer Telefonzentrale auch immer die Polizei. Von dort wird ein Streifenwagen geschickt, der gleichzeitig mit unserem Einsatzwagen eintrifft. Die Beamten sichern während des Hausbesuchs unser Fahrzeug. Anderenfalls werden zu häufig die Scheiben eingeschlagen und medizinische Gerätschaften entwendet, die niemand hier gebrauchen kann. Vielleicht hoffen sie darauf, die verkaufen zu können. Oder es geschieht einfach so.

Tagsüber bitten wir die vor dem Haus spielenden Kinder, auf unser Auto aufzupassen. Günstigenfalls gehört eines der Kinder zu der Familie, zu der wir gerufen worden sind. Dann können wir davon ausgehen, dass das Fahrzeug nicht beschädigt wird.

Viele kennen wir. Die meisten sind arm und oft nicht gesund. Wir bekommen manchmal einen Tee angeboten und dabei Geschichten aus den letzten Tagen erzählt.

Die Tochter des Patienten, den wir heute wegen eines Asthmaanfalls besuchen, hat vor einem Monat geheiratet. Sie ist schwanger und wollte eigentlich in dieser Woche ausziehen. Ihr Mann und sie haben eine Wohnung gefunden. Sie bleibt jetzt aber doch erstmal hier in der Wohnung der Eltern, weil ihr Ehemann vor wenigen Tagen verhaftet wurde. Er wurde bei einem Überfall auf frischer Tat ertappt. Der Anwalt befürchtet, dass er mit ein paar Jahren rechnen muss. Der Vater des ungeborenen Kindes hatte etwas Startgeld für die junge Familie besorgen wollen. Der Juwelier aber hatte einen Alarmknopf unter dem Ladentisch, den man nicht sehen konnte.

Während ich den Vater der großen Familie, einen älteren Herrn, behandele, kommt einer der erwachsenen Söhne aus seinem Zimmer. Er will mir einen Teppich verkaufen. Er würde mir einen guten Preis machen.

»Lass den Doktor in Ruhe, den brauchen wir noch.«

In einer anderen Welt

Das große Einfamilienhaus in einem südlichen Frankfurter Vorort lag in einem gepflegten Garten. Auch die Nachbarhäuser machten was her. Der Rasen war frisch gemäht. Zur Straße hin versperrte eine dichte Hecke die Sicht. Große Blumenkübel neben der Eingangstür waren üppig bepflanzt und gaben dem Garten ein südliches Flair. Die kleine blaugestrichene Holzbank an der Hauswand tat ein Übriges.

Als ich das Gartentor hinter mir schloss, öffnete sich die Tür zur Garage einen Spalt breit. Die Eltern hatten sich hierher geflüchtet und verschanzt. Während sie mir einen kurzen Bericht gab, behielt die Mutter die Eingangstür zum Haus ständig im Auge. Der Vater war im Dunkel der Garage kaum zu erkennen. Er lehnte an seinem Fahrzeug und hörte schweigend zu.

Heute Morgen war es aus dem Ruder gelaufen. Seit Tagen hatte sich der Sohn schon zurückgezogen. Er war kaum aus seinem Zimmer gekommen, auch nicht zu den Mahlzeiten. Sie kannten das. Er war dann nicht mehr er selbst. Sie hatte ihm immer wieder etwas zurecht gemacht und vor die Tür gestellt. Oft hatte er erst nach Stunden das Essen ins Zimmer geholt. Sie lassen ihm in solchen Momenten seine Ruhe.

Plötzlich ertönte schreiend laute Musik aus dem Haus. Die Mutter fing an zu schluchzen. Der Vater kam zur Tür und legte den Arm um sie.

»Vorhin ist er in die Küche gekommen«, übernahm der Vater die Schilderung. »Er hat meiner Frau das Essen, das sie ihm gestern Abend zubereitet hatte, ins Gesicht geworfen. Ich wollte ihn zur Rede stellen. Er hat den Küchentisch umgeworfen. Alles lag am Boden.«

»Wir haben es mit der Angst zu tun bekommen und uns hier versteckt«, fuhr die Mutter fort, die sich wieder etwas beruhigt hatte. »Werden Sie ihn mitnehmen?«

»Ich weiß es nicht«, antwortete ich ehrlich. »Ich muss mir erst ein Bild machen.«

Frau R. wollte mir den Hausschlüssel durch den Türspalt reichen. Ich lehnte ab. Ich wollte lieber läuten und hoffte, dass die Türklingel in dem musikalischen Getöse nicht unterginge. Er ließ mich wortlos ein und ging ins Wohnzimmer voraus. Er hatte Regale und Schränke leergeräumt. Geschirr, Bücher, Tischdecken und Krimskrams lagen in der Mitte des großen Zimmers auf einem Haufen. Vieles war kaputtgegangen. Die Lautstärke der Popmusik war ohrenbetäubend. Ich setzte mich auf einen der Stühle am Esstisch und schaute ihn an. Ein junger Mann, vielleicht zwanzig Jahre, groß und muskulös. Mit verschränkten Armen und freiem Oberkörper stand er da. Mit dem Rücken zum Fenster wartete er auf das, was kommen würde.

Der Patient ließ mich nicht aus den Augen. Erst wollte ich dem Blick standhalten und schaute ihn ebenso unverwandt an. Nach kurzer Zeit beschloss ich aber, in diesem Wettkampf nicht anzutreten. Und so sah ich immer wieder im Zimmer umher und nahm die Verwüstungen in Augenschein. Dann musterte ich wieder ihn und wich seinem Blick für eine kurze Zeit nicht aus, bevor ich meine Augen wieder abwandte.

»Könnten Sie die Musik etwas leiser stellen, damit wir uns unterhalten können?«

Ich musste meine Bitte wiederholen, weil ich sie beim ersten Mal zu leise vorgetragen hatte. Er zögerte nur kurz und machte dann das Radio aus.

Wir unterhielten uns eine ganze Zeit. Er sprach viel und ich wenig. Ab und zu verließ er das Zimmer, um etwas zu holen, das er mir zeigen wollte. Es war ein Buch oder eine Schallplatte oder auch eine selbstgemachte Zeichnung.

Ich bat ihn, mit ins Krankenhaus zu fahren.

Er reagierte auf die Bitte, als habe er sie nicht gehört. Ich begann, am Tisch die notwendigen Formulare auszufüllen. Er war sofort misstrauisch und wollte wissen, was ich da schrieb.

»Das sind die Papiere fürs Krankenhaus und den Rettungswagen.«

»Schreiben Sie über mich?«

»Auch über Sie. Die Personalien, wie Sie heißen und Ihre
Adresse. Und fürs Krankenhaus auch eine Diagnose und wie
ich Sie hier angetroffen habe und was Sie mir berichtet haben.«

»Alles, was ich gesagt habe?«

»Nein, nicht alles. Das würde gar nicht hierhin passen. Aber
der Arzt im Krankenhaus kennt Sie ja nicht, und dem muss ich
einen Bericht geben.«

»Fahren Sie mit in die Klinik?«

»Wenn Sie das möchten, mache ich das.«

Er übergab mir vorher noch einige Briefe, die zum Briefkasten gebracht werden sollten. Er würde in den Schreiben über
seine Lage berichten. Die Adressen waren unbeholfen in eine
untere Ecke des Umschlags geschrieben, und die Briefmarken
in der oberen rechten Ecke waren mit Buntstiften gemalt. Ich
versprach, mich darum zu kümmern.

Er willigte ein, mit ins Krankenhaus zu fahren. Unterwegs
zerschlug er mit einem Faustschlag die seitliche Innenverklei-
dung des Rettungswagens.

Die Eltern waren erst bei Abfahrt des Rettungswagens aus
ihrem Versteck hervorgekommen. Zuletzt standen sie eng um-
schlungen vor der kleinen blauen Bank.

Mutterliebe

Der Sohn hatte alles gemacht, was er konnte. Er hatte Kaffee gekocht, Weißbrot mit Marmelade bestrichen und in mundgerechte Stücke geschnitten. Sie liebte Kaffee mit viel Zucker. Die Tassen standen noch auf dem Tischchen neben dem viel zu großen Sessel. Sie hatte ihn nicht getrunken. Er verstand es nicht. Der Kaffee war kalt geworden.

Die ganze Nacht war der Sohn wach geblieben und hatte gehofft, dass sie ihm sagte, was los sei. Er konnte es doch nicht wissen. Er hatte ihr auf die Toilette helfen wollen, als er merkte, dass etwas passiert war, aber er hatte sie nicht hochbekommen.

Erst am späten Nachmittag, als er nicht mehr ein noch aus wusste, hatte er den Nachbarn um Hilfe gebeten. Der war der Einzige, bei dem er sich traute zu klingeln. Die anderen im Haus mochten ihn nicht. Er hatte ihnen nichts getan. Aber sie schauten weg, wenn er ihnen im Treppenhaus begegnete.

Seine Mutter konnte schon länger die Wohnung nicht mehr verlassen. Sie wohnten im Dachgeschoss, die Treppen hätte sie nicht geschafft. In der Wohnung ging es noch. Gestern hatten sie gekocht. Gemüsesuppe. Er musste einkaufen und beim Schnippeln helfen.

Am Abend hatte sie plötzlich nicht mehr gesprochen.

Der Nachbar war mit hochgekommen und hatte darauf gedrungen, einen Arzt zu rufen. Der Sohn wollte eigentlich keinen Arzt. Das bedeutete vielleicht Krankenhaus, und er hatte der Mutter versprechen müssen, dass er sie nicht weggeben würde.

Als ich kam, stand der Nachbar im Treppenhaus vor seiner Wohnung. Er begrüßte mich mit Handschlag und hatte eine Stehlampe bereitgestellt. Die Verlängerungsschnur hatte er in seiner Wohnung in die Dose gesteckt.

»Oben gibt es kein Licht«, sagte er und ging voraus. Er klopfte an der Tür. Eine Klingel gab es nicht. Ein Mann öffnete. Er war wahrscheinlich um die 60 Jahre alt. Sein schütteres Haar hatte er straff über den kahlen Schädel von einer Seite auf die andere gekämmt. Der Mann war unrasiert, was bei ihm nicht hip wirkte, sondern eher vernachlässigt. Er versuchte zu lächeln, was ihm misslang, und sprach kein Wort, sondern schaute uns nur an. Dann senkte er den Kopf, als würde er zur Begrüßung einen Diener machen.

Der Nachbar drängelte sich mit seiner Lampe vorbei und erhellte so das Zimmer, in dem bis eben nur eine Kerze gebrannt hatte. Die Wand hinter dem Herd war rußgeschwärzt. Man sah das Feuer im Herd, das durch die Rillen an den Kochstellen aufblitzte. Sie kochten und heizten mit Holz, das seitlich neben dem Herd gestapelt war.

Vor dem Fenster saß zusammengesunken eine alte Frau in einem Sessel. Der rechte Arm hing über die Armlehne und war dunkelblau verfärbt. Sie verfolgte die fremden Menschen in ihrer Wohnung mit verständnislosen Blicken. Es roch sehr unangenehm. Der Nachbar wollte unten in seiner Wohnung warten.

Sie hatte in der rechten Körperhälfte eine Lähmung, außerdem eine Sprachstörung. Wahrscheinlich war sie inzwischen auch ausgetrocknet, da sie seit fast 20 Stunden nichts getrunken hatte.

Die Frau musste unbedingt ins Krankenhaus. Ob der Arm zu retten sein würde, war nicht abzusehen. Der Sohn war nicht einverstanden. Sein Widerstand aber war verhalten. Er wusste nicht, was man in so einem Fall der Mutter mitgeben sollte.

Das Schlafzimmer war eine kleine Kammer ohne Fenster, in der nur das Ehebett und ein Schrank standen. Es gab keine Nachttische, dafür war kein Platz. Sie schliefen zusammen in dem Ehebett. Sie hatten nur die zwei Zimmer. Es gab keine Heizung, und es war so kalt, dass man seinen eigenen Atem sehen konnte. Nur in der Wohnküche war es einigermaßen warm, weil dort der Herd stand, in dem ein Feuer bollerte. Einen anderen Heizkörper hatte ich auch dort nicht gesehen.

Ich suchte Wäsche zusammen, und er holte einen Einkaufskorb aus dem Wohnzimmer. Dann beobachtete er mich, und die Verzweiflung brach sich Bahn. Er weinte still.

Der Nachbar kam wieder hoch, um zu erfahren, wie es weitergehen sollte, und ich teilte ihm mit, dass ich die Frau wegen eines Schlaganfalls in die Klinik einweisen würde. »Wunderbar«, sagte der Nachbar, als würde er von dem winterlichen Sternenhimmel schwärmen.

Ein Jahr später wird der Notdienst zu einer Leichenschau im Keller desselben Hauses gerufen. Ein Mann hatte sich erhängt. Die zu dünne Paketschnur hatte eine tiefe Furche in seinem Hals hinterlassen.

Der Sohn war zu einsam gewesen, um weiterzuleben.

Geständnis

Die freundliche Dame hatte extra ein besonders schönes Nachthemd angezogen, eins von der Art, die man mitnimmt, wenn man ins Krankenhaus eingewiesen wird. Die Wohnung war penibel aufgeräumt und durch allerlei Deckchen und Nippes gemütlich gemacht.

Sie war, nachdem sie mich hereingelassen hatte, langsam wieder in ihr Bett gekrochen, und ich merkte erst im Schlafzimmer, dass ich hier vor kurzem schon einmal gewesen war.

Wenige Wochen vorher hatte ich in dieser Wohnung den kranken Ehemann besucht. Er fühlte sich sehr schwach und wollte im Bett bleiben. Er hatte auch im Bett gefrühstückt.

»Er hat kaum etwas gegessen«, ängstigte sich damals die Ehefrau. Er lag erschöpft in seinen Kissen, und das schlohweiße Haar war nassgeschwitzt. Dass er Fieber hatte, hatten beide nicht bemerkt. Ich hatte damals diagnostiziert, dass es nur ein banaler Infekt war, und sagte voraus, dass er in den nächsten Tagen wieder auf den Beinen sein würde, auch wenn er schon alt war. Er freute sich, während sie versprach, die Medikamente sofort zu besorgen, und war nur unglücklich, sonst nichts weiter tun zu können.

Diesmal war die Frau erkrankt.

»Erinnern Sie sich an mich? Ich bin neulich bei Ihrem Mann gewesen, als er mit einem Infekt im Bett lag. Wie ist es damals weitergegangen. War er schnell wieder gesund?«

Sie versicherte mir, dass er schon seit zwei Wochen wieder ganz der Alte sei. »Er ist nicht hier. Er macht eine Bootsfahrt auf dem Main mit einer befreundeten Familie.«

»Und er hat Sie einfach alleine gelassen?«, fragte ich erstaunt. »Hat er nicht gesehen, dass Sie vielleicht Hilfe brauchen könnten?«

Sie hatte ihn gedrängt, alleine zu fahren, wegen der Schmerzen und obwohl sie sich auf den Ausflug gefreut hatte. Sie war vor wenigen Tagen gestürzt und hatte zunehmende Beschwerden im Brustkorb. Ein Bluterguss seitlich unter dem Arm quälte sie bei jedem Atemzug. Sie war im Fallen an der Tischkante angeschlagen und hatte sich so die Prellung zugezogen.

Bei der Untersuchung fielen dann noch Blutergüsse an beiden Oberarmen auf, die sie sich nicht bei einem Sturz zugezogen haben konnte. Ich schaute sie fragend an, und sie erklärte weinend: »Das war mein Mann, als er mir geholfen hat aufzustehen.«

»Warum musste er denn so fest zupacken?«, wollte ich wissen. Sie war eine eher hagere Frau und, wie ich mich erinnerte, war der Mann ein großer kräftiger Kerl.

»Er hat mich nicht hochgekriegt. Ich habe mich dumm angestellt und bin selbst schuld«, klagte sie sich an.

Ich wollte sofort widersprechen, aber sie winkte mit der Hand ab, schüttelte den Kopf und quälte sich wieder mühsam aus dem Bett, suchte darunter ihre Hausschuhe, nahm vom Nachttisch eine Brille und dann meine Hand.

Ich beschloss, abzuwarten und keine Fragen zu stellen.

Sie zog mich hinter sich her. Wir gingen Hand in Hand durch den Flur ins Wohnzimmer und dort zu einem großen Schrank. Auf dem Weg verstärkte sie den Druck um meine Hand, und sie ließ sie erst wieder los, als sie stehenblieb und mich bat, eine Tür im oberen Teil des Schranks zu öffnen.

»Und jetzt räumen Sie bitte die Tischwäsche zur Seite. Sehen Sie, was ich meine?«

Hinter den Tischtüchern tauchte eine versteckte halbleere Flasche Wodka auf.

»Ist Ihr Mann ein Trinker?«, fragte ich.

»Nein, ich«, sagte sie und nahm wieder meine Hand, um sie zu drücken.

Unsterblich verliebt

Auf den dunkelgrauen Fliesen war nur ein wenig verschmiertes Blut zu sehen. Es war eingetrocknet und glänzte nicht mehr. Ein weißer Turnschuh lag zwei Meter entfernt. Außerdem war noch eine dunkelblaue Jacke übriggeblieben, sie lag in unmittelbarer Nähe der kleinen Blutlache.

Die Eingangstür mit ihren Drahtglasscheiben fiel hinter uns krachend ins Schloss. Unsere Schritte hatten sich unwillkürlich verlangsamt, als wir die Stelle passierten. Die Krankenschwester, die mich draußen erwartet hatte, beschleunigte ihren Gang erst wieder, als wir die Treppe erreichten. Sie ging voraus. Wir mussten ins oberste Stockwerk des Schwesternwohnheims, dort waren die Schülerinnen untergebracht.

Steinerne Stufen in einem kalten Treppenhaus führten hinauf. Zum Schacht hin war die Treppe von einem Geländer aus dünnen weißen Metallstäben mit einem grauen Handlauf gesichert. Grelle Neonröhren schickten ihr Licht bis in den letzten Winkel. Die weißgekalkte Decke des nächsten Stockwerks war durch einen rußgeschwärzten Brandfleck verunstaltet. Die Schulschwester der Krankenpflegeschule warf einen missbilligenden Blick darauf.

»Jeden Tag ist hier was anderes los.« Ihre Stimme klang gequält.

Sie trug cremefarbene, feste Schuhe, deren Gummisohlen leise quietschten, und über ihrer weißen Schwesterntracht eine schwarze Strickjacke. Ihre grauen Haare waren kurzgeschnitten. Sie hatte die Schultern hochgezogen und hielt mit beiden Händen die Jacke zusammen, als friere sie.

Der Rettungsdienst hatte den Leichnam schon vor einer Stunde mitgenommen. Sie hatten versucht, sie wiederzubeleben, obwohl sie ahnten, dass das erfolglos bleiben würde. Eigentlich darf der Rettungsdienst keinen toten Menschen im

Einsatzwagen mitnehmen. Wenn man ihn nicht auf der Straße oder – wie hier – im Hausflur liegenlassen möchte, transportiert man ihn eben unter Reanimationsbedingungen. Erst in der Klinik war sie für tot erklärt worden.

Als ich im zweiten Stockwerk einen Blick nach unten in den Treppenschacht warf, blieb die Krankenschwester ebenfalls stehen. Von hier oben war das Blut nicht mehr als Blut auszumachen. Nur ein kleiner Fleck auf den glänzend sauberen Fliesen. Ich schaute nach oben in den vierten Stock und sah gerade noch die Gesichter von ein paar Mädchen, die sich über das Geländer gebeugt hatten und sofort verschwanden, als sie sich ertappt fühlten.

Im obersten Stockwerk führte ein langer Gang zu den einzelnen Zimmern. Meine Begleiterin ging schnellen Schritts den Flur entlang.

Hinter unserem Rücken wurden spaltbreit Türen geöffnet, Tuscheln und unterdrücktes Lachen waren zu hören. Die Schwester fuhr herum und rief mit empörter Stimme eines der Mädchen beim Namen. Wieder knallten Türen, und man hörte nur noch das Gerangel in den Zimmern, als stritten sie sich um den besten Platz am Türgriff.

Vor Zimmer 408 stand ein Polizist mit einem Sprechfunkgerät in der Hand, aus dem krächzend abgehackte Wortfetzen drangen. Er öffnete uns die Tür und trat zur Seite.

Unter einem Pferdeposter saß ein junges Mädchen im Schneidersitz auf einem Sitzkissen. Es hielt den Kopf gesenkt, und die langen Haare verdeckten das Gesicht. Ihre Hände spielten im Schoß mit einem zerknüllten Papiertaschentuch, das sie unablässig um einen ihrer Finger wickelte. Dem Mädchen gegenüber standen an die Wand gelehnt eine Polizistin und ein Kriminalbeamter in Zivil.

Sie kamen auf uns zu, als wir das Zimmer betraten, und die Uniformierte flüsterte mir im Vorbeigehen zu: »Das ist die Freundin der Toten. Ihr geht es nicht gut.«

Unaufgefordert verließen sie das Zimmer. Nur die Schulschwester, die mich abgeholt und hergebracht hatte, blieb abwartend stehen. Ich setzte mich auf die Bettcouch und wartete, bis die Polizisten die Tür geschlossen hatten.

»Möchten Sie mir etwas erzählen?«, fragte ich das Mädchen behutsam.

Es antwortete nicht. Von draußen drang der Lärm von Gerenne und Türenschlagen in unsere Stille. Die Schulschwester scharrte angespannt mit einem Fuß über den Linoleumboden, bis sie die Tür aufriss und mit sich überschlagender Stimme in den Gang hinein schrie. Augenblicklich trat auf dem Flur wieder Ruhe ein. Sie drückte so leise die Klinke ins Schloss, als gelte es, eine Schlafende nicht zu stören. Das Mädchen hatte kurz aufgeschaut, mich gemustert, der aufgebrachten Schulschwester einen Blick zugeworfen und sich dann wieder hinter ihren Haaren verborgen.

»Sprich mit dem Arzt, Monika!«

Aber es dauerte noch eine ganze Weile, ehe Monika stockend von den schönen Minuten dieser warmen Sommernacht erzählte. Bevor die Zeit stillzustehen begann.

Ihre Freundin hatte um 22.00 Uhr bei ihr geklopft, gleich nachdem sie nach Hause gekommen war. Sie war so glücklich gewesen. Sie hatte sich mit einem Jungen getroffen, und Monika wollte alles wissen. Wie es gewesen war und ob daraus etwas werden würde. Sie hatten eine Flasche Sekt aus dem Kühlschrank genommen und wollten noch in den Garten gehen und feiern. Monika hatte gerade das Zimmer abgeschlossen und nur aus den Augenwinkeln gesehen, wie sich die Freundin auf das Treppengeländer setzte, um hinunterzurutschen.

Dann hörte sie den Schrei, rannte zum Geländer und sah ihre Freundin unten im Schacht liegen.

Sie rührte sich nicht mehr.

Das Baby hat Durst

Es ist zwar demütigend, keine Kontrolle mehr über seinen Körper zu haben, aber mit diesem Mangel sinkt glücklicherweise auch das Schamgefühl. Der Vater lässt uns herein. Die Mutter sitzt bei offener Badezimmertür quer auf der Toilettenschüssel. Sie entleert ihren Darm geräuschvoll und erbricht sich gleichzeitig ins Waschbecken. Im Vorbeigehen werfe ich ihr einen Blick zu. Sie scheint im Augenblick zurechtzukommen. Der Vater schleppt sich ins Bett. Am Fußende steht quer ein Kinderbett. Das Baby schreit.

So geht es seit gestern. Sie haben gedacht, dass sie das in den Griff bekommen. Jetzt können sie nicht mehr. Die Frau versucht, aus der Toilette zu rufen, aber nach wenigen Worten geht der Rest in einer neuen Brechattacke unter. Ihr Mann hat sie dennoch verstanden, weil er die Sorgen seiner Frau kennt und sich den Rest zusammenreimt.

»Das Baby hat Durst«, sagt er, bevor er aufspringt und in die Küche stolpert, um sich in die Spüle zu erbrechen.

Meine Helferin und ich schauen uns an und beraten uns. Ich bereite die Infusionen und die Injektionen vor. Anna geht in die Küche und kocht Tee. Das Baby ist bisher nicht erkrankt und hat nur Durst. Die Eltern haben aber gerade keine Kraft für die Versorgung.

Der Mann kommt aus der Küche zurück. Er hat versucht, das Erbrochene so gut es geht aus der Spüle zu entfernen. Er bringt in weiser Voraussicht für beide Eheleute zwei Eimer mit. Seine Frau wird irgendwann von der Toilette wieder zurück sein. Er stellt sie neben die Kopfenden ans Ehebett.

Als beide wieder im Bett liegen, untersuche ich sie und lasse mir schildern, wie es gestern losgegangen ist. Ich kontrolliere den Blutdruck und frage sie, ob sie in ihrem Zustand zu Hause bleiben können. Beide wollen nicht in die Klinik, obwohl ich nicht weiß, was für ein Erreger Ursache der Magen-Darment-zündung ist. Ich kann ihnen aber versichern, dass heute nichts versäumt wird, wenn wir auf die Krankenhauseinweisung verzichten.

Wegen des Flüssigkeitsverlustes lege ich Venenzugänge für die Infusionen. In Strümpfen steige ich vom Fußende aus zwischen den beiden in das Bett und hänge die Infusionsflaschen an die Schlafzimmerlampe. Drahtbügel von der Reinigung, die ich aus dem Kleiderschrank besorge, dienen als Vorrichtung für die Befestigung an der Deckenbeleuchtung. Ich spritze beiden etwas gegen das Erbrechen und versichere ihnen, dass sie auch mit der Infusion in der Hand die Toilette aufsuchen können. Für den Rest sind ja die Eimer da.

Sie schauen der Kochsalzlösung beim Tropfen zu und schöpfen wieder Hoffnung. Das Medikament gegen das Erbrechen macht etwas müde, sodass sich beide beruhigen. Wir brauchen etwas Zeit, weil ich es nicht bei einer Infusion belassen möchte, dafür haben sie schon zu viel Flüssigkeit verloren.

Anna steht mit dem Baby auf dem Arm in der Tür. Sie füttert es mit Tee. Das Baby ist friedlich und trinkt. Ich glaube, es lächelt sogar ein wenig.

Den Eltern geht es langsam etwas besser. Morgen werde ich anrufen und fragen, ob sie glauben, auch weiterhin zu Hause zurechtzukommen.

Nudibett

Die Sonne brannte auf den Parkplatz herunter und heizte den Asphalt auf. Als wir aus dem klimatisierten Einsatzwagen stiegen, schlug uns die Hitze entgegen. Wir versuchten schnell, den Schatten der hohen Betonmauer zu erreichen, und wollten ihn auf unserem weiteren Weg auch nicht mehr verlassen. Bis zum Eingang waren es höchstens 100 Meter. Dennoch war ich durchgeschwitzt, als wir endlich vor dem Fenster mit der Sprechanlage standen.

»Ausweise!«

Wir legten unsere Ausweise in den Drehteller, mit dem sich der Beamte die Papiere nach innen holte. Fast gleichzeitig schnarrte der Summer, und ich drückte mit der Schulter die schwere Stahltür auf. Innen gab es eine weitere Anmeldung. Diese Pforte war ebenfalls durch eine Glasscheibe mit Sprechanlage geschützt. Aber hier konnte der Beamte durch eine Tür seinen gesicherten Raum verlassen und zu uns herauskommen. Man sprach dann immerhin von Angesicht zu Angesicht. Der Uniformierte wollte noch einen Blick in meinen Arztausweis werfen, außerdem mussten wir die Mobiltelefone abgeben.

Sie hatten die Anweisung, den Besuchern die Telefone abzunehmen. Ein Handy händigte ich aus, damit ich der Anordnung nachkam, ein zweites behielt ich in der Jackentasche. Ich war nicht einverstanden, ohne Telefon zu sein, weil ich für die Zentrale und unsere Patienten weiter erreichbar sein wollte. Früher hatte ich immer ermüdende Diskussionen geführt. Durch das Zweithandy waren jetzt beide Seiten zufrieden.

Gleich neben der Pforte gab es einen kleinen Warteraum mit Holzverkleidung an den Wänden für die Besucher. Sonst herrschte Sichtbeton vor. Ringsherum lief eine Sitzbank, die nur die Eingangstür aussparte. Am Wochenende war es hier oft voll. Jetzt waren wir alleine und nahmen Platz.

In einem Eckregal war ein großes mittelalterliches Segel-schiff ausgestellt. Sie hatten es hier in der anstaltseigenen Tischlerei selbst gefertigt, wie ich bei früheren Besuchen er-fahren hatte.

Der Justizvollzugsbeamte an der Pforte telefonierte unter-dessen, um uns anzukündigen. Einer der Beamten musste uns hier unten abholen und zum Patienten bringen.

Von dem Mitarbeiter, der uns begleiten sollte, wurden wir noch einmal kontrolliert. Ich musste meinen Koffer öffnen. Er warf aber nur einen kurzen Blick hinein und nickte mir zu.

Besuche im Gefängnis dauern immer lange und sind immer etwas Besonderes.

Wir gingen los.

Viele Türen in den Gängen. Jede Tür musste erst aufge-schlossen und anschließend wieder verriegelt werden. Die Schlüssel waren tatsächlich so groß, wie es sich in der Vorstel-lung für einen Gefängnisschlüssel gehört. Der Schlüsselbund hing an einer Kette am Gürtel des Justizvollzugsbeamten. Er ging voraus. Die Türen waren meist aus Gitterstäben, sodass man hindurchschauen und sehen konnte, was einen dahinter erwartete.

Nichts erinnerte mehr an die dunklen, feuchten Kerker, die man aus alten Filmen kennt. Es mutete eher an wie die Fuß-gängerzone einer Kleinstadt: sauber, eintönig. Es lag keine Grausamkeit in der Luft, sondern Ödnis. Treppauf, trepp-ab. Tür auf, Tür zu. Langer Gang. Wieder eine Gittertür. Ich würde nie mehr alleine herausfinden.

Die Zelle war mit vier Männern belegt. Sie schliefen in Dop-pelstockbetten. Die Toilette war nur durch eine Schamwand abgetrennt und hatte keine Tür.

Der Patient lag im unteren Bett und konnte sich wegen sei-ner Rückenschmerzen kaum bewegen. Kein Unfallhergang, keine neurologischen Ausfälle, also ein normaler Hexen-schuss. Beratung und Rezept.

Mein Handy klingelte. Diesmal war meine Tochter dran. Es flossen Tränen. Sie fand ihr Kose-Kissen nicht. Es war wichtig in der Nacht, oder wenn sie Sorgen hatte. Sie nahm es auch in die Schule mit. Sie nannte es Nudibett. Man hatte den ganzen Schülerladen auf den Kopf gestellt und nichts gefunden. Sie war todunglücklich. Wahrscheinlich lag es in der Schule. Ich versprach, ihr später bei der Suche zu helfen. Wir würden den Hausmeister der Schule bitten nachzusehen.

Die Gefangenen hatten das Telefonat mitgehört. Sie fragten nach. Zwei erzählten von ihren Kindern und wie gut sie meine Tochter verstehen könnten. Haben sie auch erlebt. Schrecklich. Man ist so hilflos. Auch die Beamten schalteten sich ein und fragten nach, wie lange mein Dienst noch gehe. Dass ich das Handyverbot unterlaufen hatte, wurde nicht thematisiert. Es ging nur um die Kinder, ihr Unglück, und was sie als Väter machen würden, wenn sie jetzt gefordert wären.

Alle hatten vergessen, dass wir in einer Gefängniszelle standen.

Partydroge

Er war auf hundertachtzig. Ich verstand kaum, was er sagte. Während des Gesprächs sprang er immer wieder auf und legte sich erst nach gutem Zureden wieder hin. Kokain hatte er genommen, verstand ich.

Zu viel, vermutete ich.

Als er plötzlich unversehens aus dem Zimmer lief und nicht zurückkam, wartete ich nur wenige Minuten, bevor ich ihn suchen ging. Es war eine große Wohnung und die Zimmer alle mit Bett und Schreibtisch eingerichtet, sodass ich annahm, dass er in einer Wohngemeinschaft lebte. Im Augenblick war aber niemand außer ihm zu Hause.

In seinem Zimmer hatte er eine Aufteilung durch verschiedene große Decken vorgenommen. Die waren zwischen Schränken und Wänden gespannt und teilten den Raum auf in einen Schlafbereich mit Bett, einen Arbeitsbereich mit Schreibtisch und einen Essbereich mit einem kleinen Tisch. In einem vierten Abschnitt war eine Hängematte angebracht. Er benutzte sie. Ein Kissen und ein Buch mit Lesezeichen sprachen dafür.

Ich fand ihn in keinem der Zimmer, also schaute ich in der Küche nach.

Hier bestätigte sich immerhin meine Vermutung, dass in dieser Wohnung mehrere Menschen zusammenlebten. Die Lebensmittel in Tüten und Dosen hatten kleine Namensschilder aufgeklebt. Sie hießen Joachim, Hans und Helmut. Es war kein Frauenname dabei.

Als ich aus dem Bad ein Geräusch hörte, schaute ich dort nach.

Im Dunkeln lag er angezogen in der Badewanne ohne Wasser und zitterte am ganzen Leib. Ich konnte ihn überzeugen, wieder mit ins Zimmer zu kommen. Er lief vor mir her, verschwand hinter seinen Decken und versuchte, sich in die Hängematte zu legen. Er fiel mit einer Drehung wieder heraus und landete auf dem Boden. Ich bat ihn, dort einfach liegenzubleiben. Obwohl er sich Mühe gab, meiner Bitte nachzukommen, kam er unversehens mit dem Oberkörper wieder hoch, so als ob ihm sein Körper nicht mehr gehorchte.

Erst als ich ihm ein Beruhigungsmittel gespritzt hatte, hielt er es aus, liegen zu bleiben. Er war sofort mit einer Krankenhauseinweisung einverstanden, weil er glaubte, jeden Augenblick verrückt zu werden. Ich begleitete ihn auf der Fahrt ins Krankenhaus. Unterwegs musste ich etwas nachspritzen, weil er wieder sehr unruhig wurde.

Bei Erreichen der Ambulanz des Krankenhauses, riss er sich plötzlich die Infusionsnadel aus der Vene und versuchte, von der Trage zu springen. Die Sanitäter und ich konnten das gerade noch verhindern. Der diensthabende Arzt des Krankenhauses übernahm den Patienten.

Zwei Wochen später wurde ich zu einer Leichenschau gerufen. In einer Firma war ein toter Mann in einem Technikraum gefunden worden, der nur vom Hof aus zugängig war. Die Verwesung war fortgeschritten. Er war aufgedunsen und die Haut schwarz verfärbt. Der Tote hatte seine Papiere bei sich, sodass die anwesende Polizei mir seine Daten sagen konnte. Die Adresse kannte ich. Von dort hatte ich im letzten Monat den Patienten mit der Kokainüberdosis in die Klinik gebracht.

Ein Anruf in der Klinik klärte die Situation. Der Patient war in einem unbeaufsichtigten Augenblick aus der Klinik geflohen, indem er durch ein geschlossenes Fenster der Ambulanz gesprungen war. Sie hatten die Polizei verständigt, und in der Umgebung des Krankenhauses war nach ihm gesucht worden. Er aber war unerkannt durch die Straßen geirrt und hatte sich in der Nähe des Krankenhauses in dem Raum einer Tischlerei versteckt, der nicht verschlossen war.

Hier war er erst nach Ende der Betriebsferien gefunden worden. Man konnte ihn nicht mehr erkennen.

Sie ist eine Frau

Sie war mitunter wie verwandelt und keinem Argument mehr zugänglich. Oft hatte sie dann Angst vor allem. Manchmal lief sie aus der Wohnung, fand nicht mehr nach Hause, und der Ehemann musste sie auf einem Polizeirevier abholen. Sie war Passanten aufgefallen, weil sie sich nackt an einem Brunnen mitten in der Stadt wusch oder andere ungewöhnliche Dinge unternahm. Die gerufene Polizei nahm sie mit und verständigte den Ehemann.

Manchmal dauerte es nur wenige Tage, manchmal Wochen. In den krankheitsfreien Intervallen führten sie ein ziemlich normales Leben. Sie waren seit 25 Jahren verheiratet.

Er wusste, was er in diesen Zeiten zu tun hatte. Er bat sie jeden Tag aufs Neue, ihre Tabletten zu nehmen, wenn sie sie wieder einmal abgesetzt hatte. Er ließ sie nicht aus den Augen und versuchte zu verhindern, dass sie die Wohnung verließ. Er war rund um die Uhr für sie da. Es war ein großes Glück, dass er verstanden hatte, dass es eine Krankheit war und ihre Absonderlichkeiten oder auch Unverschämtheiten nichts mit ihm zu tun hatten.

Sie sahen stundenlang zusammen fern. Manchmal malte sie. Es waren Bilder mit bedrohlichen Szenen: brennende Häuser, Autounfälle, verzerrte Gesichter. Oft zerriss sie die Bilder, kaum dass sie fertig waren.

Er passte in diesen Situationen sein Leben dem ihren, so gut es ging, an. Er diskutierte nicht, er machte ihr keine Vorwürfe, er versuchte, auf alle ihre Forderungen einzugehen.

Auch diesmal hatte sie abgelehnt, ihren Psychiater aufzusuchen. Er hatte sie, wie immer, schon gleich als sie sich zu verändern begann, gebeten, mit ihm zu ihrem Doktor zu fahren. Sie wollte nicht. Er wusste auch, dass es nun von Tag zu Tag schlimmer werden und dass sie an den Folgetagen auch nicht zu einem Arztbesuch bereit sein würde. Deshalb hatte er diesmal bei uns angerufen und um einen Besuch gebeten.

Die letzten drei Tage hatten sie gemeinsam verbracht. Er hatte sich immer gekümmert, aber jetzt stand er vor einem Problem. Sie wurde einfach nicht müde. Er war am Ende seiner Kräfte und befürchtete einzuschlafen.

»Oft beruhigt sie sich nach einer gewissen Zeit wieder und nimmt dann unter Umständen wieder ihre Tabletten. Dann ist alles gut«, erzählte er uns.

Er wollte gerne warten, bis der Schub vorbei war, und ihr helfen, aber dafür musste er wach bleiben. Jetzt konnte er aber wirklich nicht mehr.

Sie saßen nebeneinander auf einem Sofa. Vor ihnen auf dem Couchtisch lagen alle Utensilien, die man eventuell brauchen könnte, wenn sie sie verlangte. Ihr Mann wollte unbedingt verhindern, wegen irgendwelcher Kleinigkeiten das Zimmer verlassen zu müssen. Zigaretten waren da, Stapel von Papiertaschentüchern, Gläser und Getränke, mehrere Tüten mit Chips, einige Illustrierte, das Fernsehprogramm, die Fernbedienung und diverse Aschenbecher und Streichhölzer.

Sie lachte mich aufgeräumt an, zog an ihrer Zigarette und inhalierte tief. Halb geraucht warf sie die Zigarette in hohem Bogen ins Zimmer und steckte sich eine neue an. Der Mann sprang auf, klaubte die glimmende Zigarette vom Teppich, drückte sie in einem der Aschenbecher aus und klagte: »Ich verstehe es nicht, sie ist völlig überdreht. Wir haben seit zwei Tagen nicht geschlafen.«

Er setzte sich wieder auf das Sofa und rückte ganz eng an sie heran. Dann bat er mich, seiner Frau etwas zum Schlafen zu spritzen, damit auch er für ein paar Stunden die Augen zu machen konnte.

»Ich habe das schon oft mitgemacht. Wir haben das fast immer hinbekommen. Sie musste nur ganz selten ins Krankenhaus«, blieb er optimistisch.

Die Patientin lehnte eine Spritze zum Schlafen ab und lachte mich an. Sie fing an, ein Faschingslied zu singen. Wenn der

Text fehlte, summte sie und sang den Refrain wieder mit lauter Stimme. Sie war guter Laune.

Ihr Mann bekniete sie. Er schilderte ihr seine Verzweiflung. Er betonte, dass sie beide das schaffen könnten, so wie immer. Dann fuhr er schärfere Geschütze auf: »Du willst doch auch nicht ins Krankenhaus. Aber dann musst du dir was spritzen lassen.«

Sie zögerte, schaute ihn an, kämpfte mit sich und willigte ein. Aber sie verlangte, dass er nicht dabei sein dürfe. Sie ließe sich nur im anderen Zimmer eine Spritze geben, er solle nicht zusehen. Ihr Mann war froh, dass er sie hatte überzeugen können, und willigte sofort ein.

Ich folgte der Frau ins Schlafzimmer. Sie legte sich aufs Bett. Ich setzte mich auf die Bettkante und zog die Spritze auf. Als ich mich ihr wieder zuwandte, hatte sie die Beine gespreizt und mit den Händen ihre Scham geöffnet. »Bin ich eine Frau?«, fragte sie herausfordernd.

»Das ist nicht zu übersehen«, antwortete ich.

Sie schlug mir mit dem Handrücken ins Gesicht.

An eine Injektion war nicht mehr zu denken. Nur unter Schwierigkeiten brachten wir sie ins Krankenhaus. Die zur Unterstützung angeforderte Polizei konnte nicht kommen. Eine Startbahn-West-Demonstration hatte alle Kräfte gebunden.

Ein ganzes Leben

Frau S. war alt, trotzdem erkannte ich sie auch nach zwanzig Jahren sofort wieder. So einen Eindruck hatte sie damals auf mich gemacht.

An diesem Tag hatte sie angerufen, weil sie schlecht laufen konnte. Der Verweis auf den Hausarzt half nicht, weil der sie nicht besuchen wollte. Wir versprachen, nach ihr zu schauen.

Sie wohnte in einer Siedlung am Rande der Stadt. Mehrere Wohntürme nebeneinander am Hang gebaut. Im Fahrstuhl lagen Bonbonpapier, abgebrannte Streichhölzer und leere Zigarettenschachteln am Boden. Die Seitenwände waren durch silberfarbene Metallplatten geschützt. Auf der rückwärtigen Seite war ein raumfüllender Spiegel angebracht. So musste man sich auch ungewollt beobachten, während man hinauffuhr.

Kaum hatte die Klingel angeschlagen, war sie an der Tür. Wegen ihrer Gehbehinderung hatte sie sich einen Stuhl in den engen Flur gestellt und hier sitzend auf uns gewartet. Sie schleppte sich mühsam ins Zimmer zu ihrem Sessel, in den sie sich achtlos hineinfallen ließ, sodass man Angst um das Möbelstück bekam. Schon damals war sie dick gewesen, aber vielleicht nicht so dick.

Sie war vor mehr als zwanzig Jahren an einem der Weihnachtsfeiertage in dem Krankenhaus aufgetaucht, in dem ich nachts als Student in der medizinischen Ambulanz gearbeitet hatte. Mir oblag, die Patienten nach Beschwerden und dem Grund ihres Kommens zu befragen und die Personalien aufzunehmen. Dann sollte ich dem diensthabenden Arzt am Telefon eine grobe Einschätzung geben. Konnte er sich Zeit lassen, musste er eventuell sein Abendessen unterbrechen oder sollte er rennen.

Sie stand am späten Abend plötzlich hinter mir. Ich hatte sie nicht hereinkommen gehört. Trotz ihrer Körperfülle war sie leichtfüßig hereingeschlichen. Sie klagte über alltägliche Kopfschmerzen, und ich entschied, dass der Arzt, der Bereitschaft hatte, sich nicht beeilen müsste. Sie ging zielsicher in eine Untersuchungsbox, die mit einem weißen Vorhang zur Ambulanz abgeschirmt war. Es gab drei dieser Boxen. Sie kannte sich offensichtlich aus, und ich ging an den Schrank mit dem Karteikasten für Dauerkunden und fragte nach ihrem Namen. Ich fand sie schnell. Auf den Karten waren die Personalien, Grunderkrankungen und in Stichworten der Grund für die jeweilige Selbsteinweisung vermerkt.

Es wurde bei jedem Besuch eine neue Karte mit den augenblicklichen Beschwerden angelegt. Mit einem Gummiband wurden die Karten der einzelnen Patienten zusammengehalten. Für manche gab es Stapel von mehr als 50 Karten. Von ihr gab es nur drei.

Ich hatte ihr, um die Wartezeit zu verkürzen, eine Tasse Kaffee eingeschenkt, und sie hatte mir erzählt, dass sie in der Nähe wohne und deshalb das Krankenhaus die bequemste Anlaufstelle für sie sei. Sie könne die Klinik zu Fuß erreichen, und die frische Luft hätte ihr auch gutgetan. Die Kopfschmerzen habe sie schon den ganzen Tag. Sie hätte dennoch am Vormittag die Zimmer saubergemacht und den ganzen Nachmittag gebügelt.

Diese Kraft von damals hatte sie seit langem verlassen. Ich schaute mich in ihrem jetzigen Zimmer um. Die großen Fenster waren schmutzig, man konnte kaum noch hindurchsehen. Eine Putzhilfe konnte sie sich nicht leisten. Hier aus dem 13. Stockwerk hätte man anderenfalls wahrscheinlich einen schönen Blick auf Frankfurt gehabt. Ich öffnete die Balkontür, weil das Zimmer etwas Frischluft gut vertragen konnte. Mit wildem Flügelschlagen stoben mehrere Tauben vom Balkonboden auf und ergriffen die Flucht. Sie schienen hier zu wohnen. Der Boden war übersät mit ihren Hinterlassenschaften, und es gab Schüsseln mit Körnern und Wasser.

Sie rief mir zu: »Schließen Sie bitte die Tür, die Vögel kommen sonst hier in die Stube, und ich bekomme sie nur schlecht wieder hinaus. Sie können aber eines der Fenster kippen.«

Ich fragte sie nach ihren augenblicklichen Beschwerden. Sie hatte Schmerzen in mehreren Gelenken, und das Gehen fiel ihr immer schwerer. Ich schrieb ihr ein Rezept und schlug ihr vor, in der nächsten Zeit einen Orthopäden aufzusuchen. Sie bat um eine Spritze. Ich zögerte, konnte aber wieder einmal nicht nein sagen.

Damals an den Weihnachtsfeiertagen hatten wir uns in der Wartezeit unterhalten. Sie hatte sich auf eine unserer Untersuchungsliegen gesetzt, obwohl sie dort ihre Beine baumeln lassen musste. Sie hatte auf der mit Papierkrepp bezogenen Liege wohl das Gefühl gehabt, mehr im Krankenhaus und damit der Hilfe näher zu sein, als wenn sie auf einem der Hocker Platz genommen hätte. Als sie sich nach der Tasse Kaffee damit abgefunden hatte, dass der Arzt nicht sofort kommen würde, hatte sie mich gebeten, ihr aus der Handtasche, die sie am Boden abgestellt hatte, eine Dose mit ihren Tabletten zu reichen. Sie wollte schon vorab ein Schmerzmittel einnehmen, wenn sie doch länger warten musste. Ich fand eine Dose in ihrer Tasche, und beim Anreichen öffnete ich schon den Deckel – es fielen dutzende Präservative auf den Boden.

Da ich nun unbeabsichtigt einen Blick in ihr Leben geworfen hatte, wollte sie mehr erzählen.

»Ich mache das eigentlich nicht mehr. Nur noch im Notfall. Früher ja, aber heute mache ich die Wäsche für die Mädchen. Das ist gut, weil man mich braucht. Früher war alles anders. Ich hatte Familie, einen Mann und zwei Kinder. Ein Mädchen und einen Jungen. Gute Kinder. Weihnachten waren wir mit den Kindern immer beim Glockengeläut auf dem Römerberg. Das hat denen so gut gefallen, die vielen Menschen und die Stimmung. Ich habe mir da immer frei genommen. Weihnachten kommt ja kaum einer. Das ist heute noch so.« Sie verstummte kurz. »Jetzt wäre wieder die Zeit«, sagte sie dann mit leiser Stimme. »Die Kinder sind ja schon erwachsen und leben ihr eigenes Leben. Die Enkel sehe ich fast nie. Mein Mann ist schon vor zehn Jahren gestorben. Er hat viel geraucht. Ich habe das nie gemacht, obwohl die Kolleginnen alle geraucht haben. Mein Mann und ich, wir haben uns gut verstanden. Er hat früher nachts immer auf mich gewartet, auch wenn es mal spät geworden ist.« Sie schaute versonnen aus dem Fenster der Ambulanz in die dunkle Nacht. »Einmal habe ich ihm einen Roman einfach so in die Maschine diktiert. Ich habe dabei gestrickt, und er hat fleißig getippt. Die »Liebesgrotte der Lesbierinnen« war der Titel.«

Der Verlag bescheinigte ihr Talent und zahlte 3000 DM.

»Das war der größte Coup in meinem Leben.«

Ein fremder Mann

Frau T. ist nur schnell runter, um den Müll zu entsorgen. Die Tür hat sie einen Spalt offengelassen. Zwei, drei Minuten und sie ist zurück, also kein Risiko. Sie macht es immer so, es ist ein anständiges Haus. Alle kennen sich, und die meisten wohnen schon eine Ewigkeit hier. Ein Neubau aus den 70er Jahren. Kein Luxus, drei Zimmer, Küche, Bad. Und ein Balkon. Das hat sie gefordert, auch wenn ihr Mann damals keinen Wert darauf gelegt hat. Hier gibt es niemanden von den anderen Mietern, der in ihre Wohnung eindringen und ihre kurze Abwesenheit ausnutzen würde.

Die Tür ist ins Schloss gefallen, als sie wieder nach oben kommt. Glücklicherweise hat sie den Schlüssel dabei.

Frau T. bringt den Mülleimer in die Küche, kümmert sich um den Abwasch und schaut auf dem Balkon nach, ob die Wäsche trocken ist. Die Blusen sind schon bügelfertig, und sie kann sie abnehmen. Die paar Sachen will sie schnell überbügeln und geht ins Schlafzimmer, wo neben dem Wäscheschrank das Bügelbrett steht.

Bei einem Blick in die Spiegeltür erschrickt Frau T. Sie nimmt dennoch erst das Bügelbrett und trägt es ins Wohnzimmer. Die Fantasie hat ihr sicher einen Streich gespielt. Sie baut das Bügelbrett auf und schließt das Eisen an der Steckdose an, damit es schon mal aufheizen kann.

Dann will sie der Sache doch auf den Grund gehen.

Langsam öffnet sie wieder die Tür zum Schlafzimmer, nur um einen Blick hineinzuwerfen. Ihr Bett ist das an der Wand. Im anderen Bett, am Fenster, hat ihr Mann geschlafen. Der ist vor mehr als zehn Jahren gestorben.

Jetzt liegt in diesem Bett am Fenster wieder ein Mann. Nicht ihr Mann, der ist tot. Aber es ist ein Mann. Sie geht zügig aus dem Zimmer. Zieht die Tür bis auf einen Spalt zu und beobachtet den Menschen in dem Bett. Er liegt einfach da, wo früher immer ihr Mann geschlafen hat. Er bewegt sich nicht.

Sie hat überhaupt keine Angst. Alles ist so friedlich in dem Zimmer. Sie muss an ihren Mann denken und lächelt.

Der andere ist ganz ruhig. Sie hat das Gefühl, dass er nicht atmet. Sie schleicht leise zurück ins Zimmer und schaut ihn aus der Nähe an. Es ist ein alter Mann. Er sieht merkwürdig aus. Die Augen und der Mund stehen halb offen.

Sie überlegt, was zu tun ist.

Beim Anruf in unserer Telefonzentrale sagt sie: »In meinem Bett liegt ein toter Mann. Ich kenne den nicht. Was soll ich machen?«

Wir glauben ihr nicht und fahren los.

Die Kleidung ist ordentlich über einen Stuhl gehängt, und die Schuhe stehen nebeneinander vor dem Bett. Der Mann ist nackt, und er ist tot.

Die Anruferin steht hinter uns, als wir den Mann anschauen, und sagt plötzlich: »Es könnte Herr Gerlach sein, aus dem dritten Stock. Er sieht jetzt nur so anders aus.«

Die Schlafzimmer sind in der ganzen Siedlung vom Hausflur aus immer hinten links. Die Steckdosen für die Nachttischlampen lassen nichts anderes zu. Er hat es gerade noch geschafft, sich auszuziehen. Er hat sich hingelegt und ist gestorben.

Wir finden einen Schlüsselbund in seiner Hosentasche und probieren ein Stockwerk höher, ob einer der Schlüssel passt. Es ist Herr Gerlach.

Seine Ehefrau ist nicht zu Hause. Wir werden ihr sagen müssen, dass er nackt und tot im Bett der Nachbarin liegt. Die Nachbarin sei auch sehr überrascht gewesen, als sie ihn in ihrem Schlafzimmer gefunden hat.

Wird Frau Gerlach uns glauben?

Der Lebensgefährte

Drei Kinder sind heutzutage viel. Zwei Mädchen mit den Namen Theresa und Judith und ein Junge. Der Junge ist noch ein Baby, ein Nachkömmling. Seine Schwestern sind zwölf und fünfzehn Jahre alt und kommen schon gut alleine zurecht. Das müssen sie auch.

Einen Vater gibt es nicht. Hat es noch nie gegeben. Die Mutter spricht nicht darüber. Männer gibt es schon. Die sind nicht lange da und komisch. Die Mädchen freuen sich, wenn die wieder gegangen sind.

Jonathan braucht seine Mutter noch rund um die Uhr. Die Mutter ist oft zu freundlich und eine Schönheit. Nicht eine normale Schönheit, sondern eine atemberaubende. Das ist für sie nicht leicht. Manchmal ist sie nachts nicht zu Hause. Die beiden Mädchen haben sich daran gewöhnt. Sie haben ihr Leben im Griff. Manchmal hoffen sie darauf, dass die Mutter nicht kommt, weil dann vieles leichter fällt. So war es jedenfalls bis vor wenigen Monaten. Jetzt müssen sie sich nicht nur um sich kümmern, sondern oft auch um das Baby. Sie haben das schnell gelernt. Es klappt ganz gut. Schwierig wird es nur, wenn die Mutter morgens noch nicht zu Hause ist, weil sie Jonathan nicht alleine lassen können.

Eine Nachbarin hilft, wenn sie kann. Sie bewundert die Kinder und weiß um die Umstände. Meistens ist die Mutter aber morgens wieder da, wenn die Mädchen zur Schule müssen.

Die Ältere von den beiden, Theresa, weiß, dass die Mutter krank ist und richtet sich danach. Judith ist meistens verzweifelt, wenn es losgeht. Sie kann es noch nicht verstehen.

Theresa hat angerufen. Sie haben zusammen entschieden, dass die Mutter Hilfe braucht. Theresa redet verständnisvoll mit der Mama und erklärt ihr, warum sie mich gerufen hat. Judith versteht wieder einmal die Welt nicht mehr. Es gibt noch das Baby. Die Mutter hält es auf ihrem Schoß. Die junge Frau schaut mich an und begrüßt mich abwehrend: »Ich gehe in kein Krankenhaus.«

Seit Tagen verändert sich gerade wieder alles. Die Frau wird absonderlich. Die Töchter kennen das. Die Mutter war immer mal wieder in der Psychiatrie. Die ältere Tochter kann damit umgehen und redet weiter ruhig und erwachsen mit der Mutter. Keine Vorwürfe. Sie stellt aber auch keine Fragen, weil sie weiß, dass die nicht zufriedenstellend beantwortet werden. Judith weint und möchte so viele Fragen stellen.

Wir sitzen alle gemeinsam am Küchentisch in der kleinen Wohnung. Theresa hat Saft eingeschenkt. Draußen dämmert der Tag dem Abend entgegen. Wir unterhalten uns lange, und die Mutter lehnt weiter eine Krankenhauseinweisung ab. Ich glaube nicht, dass eine Zwangseinweisung heute Abend möglich und nötig ist, und frage mich, was anderenfalls mit den Kindern passieren würde.

Um ein Uhr in der Nacht rufen die Mädchen erneut an. Die Mama ist verschwunden und das Baby auch. Ich fahre wieder hin.

Beide haben nicht richtig schlafen können, weil sie an den nächsten Tag gedacht haben. Die Ältere hat nach dem Baby schauen wollen, als sie wieder einmal wach wurde. Jonathan war nicht in seinem Bettchen. Sie hat dann schnell nach der Mutter geschaut, und als die auch nicht zu Hause war, hat sie die Schwester geweckt. Sie beraten sich immer gemeinsam.

Wir sitzen wieder am Küchentisch und überlegen zusammen, was wir machen können. Es wird gerätselt, wo die Mutter sein könnte. Sie verstehen auch nicht, warum sie Jonathan mitgenommen hat. Das macht sie sonst nie, wenn sie nachts unterwegs ist.

Plötzlich geht die Wohnungstür, und die Mutter kommt mit Jonathan auf dem Arm in die Küche. Sie begrüßt uns, als hätte sie erwartet, uns so anzutreffen. Sie will nur das Baby schnell ins Bett bringen, dann käme sie zu uns.

Nach wenigen Minuten ist sie wieder da. Sie sei nur ein wenig spazieren gegangen. Sie habe den Töchtern extra einen Brief auf den Küchentisch gelegt, damit sie sich keine Sorgen machen. Tatsächlich liegt ein großes weißes Blatt Papier auf dem Tisch. Es ist aber leer. Ich drehe es und suche auf der Rückseite. Auch leer. Sie nimmt es mir aus der Hand und zeigt mir, was sie geschrieben hat. Sie hat mit gelbem Marker auf dem weißen Papier tatsächlich eine Nachricht hinterlassen.

Man kann sie nur nicht lesen. Man muss das Papier schräg gegen das Licht halten, um die gelbe Schrift entziffern zu können.

Die Diskussion über die Einweisung muss erneut geführt werden. Diesmal willigt sie überraschend ein und stellt nur noch eine Bedingung: Das Baby soll bei ihrem Lebensgefährten bleiben dürfen.

Ich bin einverstanden. Judith dagegen sagt unter Tränen: »Mama, das meinst du nicht im Ernst!«

Theresa lächelt die Mama an, streichelt ihr über das Haar und klärt mich auf: Der angebliche Lebensgefährte ist die Kneipenbekanntschaft von vergangener Nacht.

Abschiedsfeier

Am darauffolgenden Tag rief er an. Es war um die Mittagszeit. Er konnte sich an nichts erinnern. Es sehe aus wie nach einem Erdbeben, sagte er. Er sei gerade erst aufgewacht und habe seine Wohnung nicht wiedererkannt. Gestern müsse ein Arzt bei ihm gewesen sein. Er habe einen Bericht gefunden, aus dem er nicht schlau werde. Es liege ein Blutzuckermessgerät auf einem Tisch im Wohnzimmer. Das habe der Arzt wahrscheinlich bei ihm vergessen.

Er wollte den Arzt sprechen, der gestern da war.

»Sie haben um einen Anruf gebeten«, meldete ich mich.

»Ja, vielen Dank. Waren Sie gestern hier bei mir? Gaußstraße?«

»Ja, das war ich.«

»Sie haben so ein Gerät zum Zuckermessen hier vergessen.«

»Nein, das ist sicher vom Rettungsdienst.«

»Warum Rettungsdienst. Waren die auch hier?«

»Die Sanitäter haben mich gerufen, weil Sie nicht ins Krankenhaus wollten.«

»Was sollte ich denn im Krankenhaus? Ich verstehe überhaupt nichts mehr. Kann mir mal einer erklären, was hier los ist?«

»Sie können sich an nichts erinnern?«

»Überhaupt nicht. Ich weiß gar nicht, was gestern passiert ist. War ich krank?«

Das konnte man so sehen, aber ich wusste nicht, ob ich ihm das wirklich sagen sollte.

»Es gab wohl eine kleine Feier bei Ihnen.«

»Eine Feier? Wo? Hier bei mir?«

»Haben Sie schon aufgeräumt?«

»Nein, ich bin gerade erst aufgewacht. Hier sieht es furchtbar aus. Und es stinkt wie im Schweinestall.«

»Es müssen ein paar Freunde bei Ihnen gewesen sein.«

Er ist ganz still. Man hört ihn in der Wohnung umher gehen, und man hört ihn atmen, tief und ungeduldig. Im Hintergrund läuft Musik.

»Auf dem Bericht, der hier auf dem Wohnzimmertisch liegt, ich kann das nicht richtig lesen. Da steht, dass ich etwas an der Blase hatte.«

»Stimmt, aber das stand nicht im Vordergrund.«

»Was war das denn für eine Feier?«

»Als wir kamen, war niemand mehr da. Aber der Rettungsdienst hat sie noch gesehen. Ihre Gäste haben wohl auch den Krankenwagen gerufen. Es waren ein paar Männer. Freunde wahrscheinlich.«

»Genau! Sie haben recht.« Er klang erleichtert. »Ich weiß es wieder. Wir haben den Abschied vom Christian gefeiert. Der geht für ein Jahr in die USA. Oh Gott, das ist alles weg. Ich weiß nichts mehr.«

»Wahrscheinlich war Alkohol im Spiel.«

»Sicher. Natürlich. Aber warum denn so? Was ist denn nur passiert?«

»Da müssen Sie schon Ihre Freunde fragen. Ich weiß nicht, was passiert ist. Ich habe nur das Ergebnis gesehen.«

»Was für ein Ergebnis?«

»Na, schauen Sie sich mal Ihre Wohnung an.«

Er schwieg lange, und als ich dachte, er habe das Gespräch schon beendet, meldete er sich beinahe flüsternd wieder zurück: »Ich verstehe überhaupt nichts.«

»Wie geht es Ihnen jetzt? Ist alles in Ordnung?«

»Jaja, alles in Ordnung. Mir ist ein bisschen übel, aber sonst ist alles gut.«

»Da freue ich mich. Dann räumen Sie jetzt mal auf ...«

Er fiel mir ins Wort: »Nein, nein, bitte, bitte nicht auflegen. Sie müssen mir unbedingt sagen, was gestern los war. Es ist furchtbar. Ich habe keine Ahnung. Bitte!«

»Ich kann Ihnen nur sagen, was ich gesehen und gemacht habe. Wie es dazu gekommen ist, weiß ich nicht.«

»Ja, bitte, das wäre schon gut für den Anfang.«

»Es wird aber nicht angenehm für Sie. Ich bin mir nicht sicher, ob Sie das alles wirklich wissen wollen.«

»Doch, unbedingt«, wischte er meine Bedenken beiseite.

»Sie waren betrunken und hatten sich nicht mehr in der Gewalt. Die Freunde waren wohl beunruhigt und wussten nicht, ob sie Sie so alleine lassen konnten. Sie dachten, dass Sie im Krankenhaus besser aufgehoben wären.«

»Da hätte doch einer bei mir bleiben können.«

»Da waren die wohl pflegerisch überfordert. Sie riechen es vielleicht ja noch?«

»Genau. Was ist denn das?«

Es entstand erneut eine kleine Pause, weil ich überlegen musste, ob ich vor ihm tatsächlich alles aus der vergangenen Nacht ausbreiten sollte. Zögernd begann ich zu berichten:

»Sie hatten starken Durchfall, konnten das auf dem Weg zur Toilette nicht halten und haben es größtenteils in der Küche und auf dem Badezimmerfußboden verloren.«

»Warum auf dem Boden? War ich nackt?«

»Ich glaube, ja. Als wir kamen, waren Sie nackt.«

»Und alles war in der Küche auf dem Boden?«

»So war es.«

»Oh, Gott. Deshalb ist das alles voller Handtücher?«

»Ja. Die Sanitäter haben in beiden Räumen Handtücher auf dem Boden ausgelegt, damit man überhaupt zu Ihnen ins Bad kommen konnte. Da Sie ausgerutscht waren, waren Sie von Kopf bis Fuß verschmiert. Das war wohl der Zeitpunkt, an dem die Freunde lieber aufbrechen wollten.«

»Und was haben Sie dann gemacht?«

»Wir haben Sie geduscht.«

»Wir? War noch einer da?«

»Meine Helferin war noch da.«

»Da war noch eine Frau? Das kann nicht wahr sein! Ich werde verrückt. Mann, ist das peinlich. Die war die ganze Zeit dabei?«

»Ja, meine Helferin hat sie geduscht. Ich musste Sie festhalten, weil Sie dauernd wieder rauswollten aus der Wanne.«

Er schwieg. Ich wollte das Schweigen nicht unterbrechen und wartete.

»Und das mit der Blase? Was war damit?«, fragte er schließlich.

»Sie gaben an, dass Sie kein Wasser lassen könnten, obwohl Sie ganz dringend müssten. Das gibt es häufiger mal bei Alkoholexzessen.«

»Bei was?«

»Alkoholexzess. So nennt man das.«

»Und was macht man da?«

»Bei Alkoholexzessen oder bei einem Harnverhalt?«

»Wenn man nicht pinkeln kann.«

»Dann legt man einen Blasenkatheter, damit das abfließen kann.«

»Und das haben Sie gemacht?«

»Sie wollten das nicht. Da hatten wir eine kleine Auseinandersetzung. Sie wollten abwarten, ob es noch kommt, und sich sonst wieder melden.«

»Und?«

»Ich habe Ihnen klargemacht, dass ich ganz sicher nicht noch einmal kommen würde.«

»Und dann haben Sie das gemacht?«

»Und dann habe ich das gemacht.«

»Können Sie sich für mich bei der Frau entschuldigen?«

»Das kann ich machen. Aber es gehört zu unserem Beruf. Sie sind nicht der Einzige, bei dem mal etwas aus dem Ruder läuft.«

»Wirklich? Sie haben so etwas schon mal gesehen?«

»Nein, habe ich nicht. Aber andere Dinge, die auch nicht appetitlich waren.«

»Das glaube ich. Vielen Dank. Sie haben mir sehr geholfen. Ich muss jetzt saubermachen.«

»Ja, das wäre angebracht.«

Ein Paar

Sie waren im Kino. Ein schöner Film. Es ging um Liebe. Draußen war es ziemlich kalt. Schnee lag noch keiner, aber die Luft
roch schon danach. Es dämmerte, und die Straßenlaternen
waren gerade angegangen. Beide hatten zu viel getrunken. Sie
haben immer eine Flasche dabei. Auch im Kino. Jetzt mussten sie langsam gehen. Sie hakte sich bei ihm unter. So wank-
ten sie nach Hause. Es waren viele Menschen auf der Straße.
Manchmal blieb das Paar stehen, weil beide Mühe hatten, die
Spur zu halten und schlecht ausweichen konnten, wenn ihnen jemand entgegenkam. Gleich nach dem Eissalon, der um
diese Jahreszeit geschlossen war, kam ein Gebüsch. Danach
mussten sie durch die Unterführung. Die Eisenbahn fährt hier
mitten durch die Stadt. Die Sträucher wachsen wild. Keiner
pflegt sie. Das Gelände gehört der Bahn.

Als er auf der Höhe des Dickichts stolperte, fiel er zur Seite
und zog sie mit. Beide stürzten zwischen die Sträucher und
kamen schlecht wieder hoch. Sie versuchte, sich aufzurap-
peln. Er griff ihr unter die Jacke und unter den Pullover. Sie
zog an seinem Arm. Jetzt bekam er ihre Brust zu fassen. Sie
fluchte, und dann brüllte sie ihn an. Er lachte und fasste fester
zu. Sie schrie um Hilfe und schlug mit der anderen Hand nach
ihm.

Passanten waren stehengeblieben. Man konnte in der Däm-
merung in dem Gestrüpp nicht viel sehen, aber sie hörten die
Schreie der Frau. Als er sie küsste, war kurz Ruhe. Aber als sie
ihm in die Zunge biss, hörte man wieder etwas. Jetzt war er es,
der schrie. Die, die stehengeblieben waren, hatten inzwischen
die Polizei gerufen. Die ließ das Blaulicht laufen, als sie den
Wagen am Straßenrand abstellte. Die Polizisten leuchteten mit
ihren großen Taschenlampen ins Gebüsch und forderten die
beiden auf, sofort heraus zu kommen.

Mit Mühe kroch erst der Mann, dann die Frau auf allen Vieren auf die Straße zurück. Sie ordnete die Kleider, er versuchte, sich das Blut, das ihm aus dem Mund lief, mit dem Handrücken abzuwischen, und verteilte es so im ganzen Gesicht.

Die Polizei nahm die Personalien auf, und einer der Polizisten reichte dem Mann ein Papiertaschentuch. Dann beschlossen sie, die beiden in die Ambulanz des ärztlichen Bereitschaftsdienstes zu fahren. Wenn sie den Rettungsdienst rufen, wird daraus ein Vorgang, der dokumentiert werden muss. Das dauert länger als die kurze Fahrt in die Praxis. Wenige Minuten später kamen sie in unserer Ambulanz an, die nur nachts und an Wochenenden geöffnet hat. Die Polizisten führten den Mann zwischen sich. Die Frau lief tanzend nebenher. Sie hatte die Schirmmütze eines der Polizisten auf, sang laut und wedelte mit den Händen in der Luft.

Die Patienten im Wartezimmer waren erstaunt über den Gesang im Flur, und Einzelne kamen heraus, um das Schauspiel zu betrachten. Als ich die Neuankömmlinge gleich zu mir ins Arztzimmer hereinwinkte, gab es keine Proteste. Man hatte Verständnis für die Entscheidung.

Ich war an dem Tag nur ausnahmsweise in der Praxis. Ich musste wegen eines Krankheitsfalls einspringen. Es war die erste Zunge, die ich chirurgisch versorgen sollte. Noemi, die Ambulanzschwester, sprach mir Mut zu. Sie arbeitete sonst in der Chirurgie eines großen Krankenhauses. Mit der chirurgischen Pinzette, die an der Spitze kleine Haken hat, fasste sie die Zunge und zog sie heraus. Ich spritzte ein lokales Betäubungsmittel und begann zu nähen. Der Mann war glücklicherweise so betrunken, dass er nichts spürte, sondern alles über sich ergehen ließ. Mich erinnerte das an die Westernfilme, in denen der Held, bevor ihm die Kugel mit einem Messer aus dem Arm geschnitten wird, immer eine Flasche Whiskey trinken muss.

Der Polizist verlangte von der Frau seine Mütze zurück, dann fuhren sie wieder. Ich verabschiedete das Ehepaar auch bald. Die Fäden sollte der Hausarzt ziehen.

Sie mussten jetzt die Straßenbahn nehmen, um nach Hause zu kommen. Vom Kino aus hätten sie es zu Fuß geschafft. Sie hakte sich bei ihm unter, als sie die Ambulanz verließen.

Lebenstraum

Ein roter Sportwagen. Sie lehnt im Bikini an der Beifahrertür, die Sonnenbrille nach oben in die Haare geschoben. Ihre Haut ist gebräunt. Natürlich sind Palmen im Hintergrund zu sehen und das Meer. Der Himmel ist so blau, wie er nur sein kann. Das Foto hängt gerahmt im engen Flur der viel zu kleinen Wohnung neben anderen. Ein Bild von einem Baby hängt noch dort, das sieht niedlich aus. Und das Bild einer Geburtstagsfeier mit Grill und Bierzeltgarnitur. Die Eltern sind dabei und die Schwiegereltern. Die sehen nicht aus wie Florida, sondern eher wie Hannover.

Sie aber wollte, dass sich das Leben nach Florida anfühlte.

Damals, als ihr Freund das Foto gemacht hatte, hatten sie so ein Cabrio. Eng war es darin. Man saß fast auf der Straße, so tief lag der Wagen. Der Wind fuhr ihr durch die Haare, wenn sie die Straße am Strand entlangfuhren und die Musik laut hämmerte. Wenn es nach ihr gegangen wäre, hätte es ewig so weitergehen können. Sie hatten mehrere Jahre in den Staaten gelebt. Nicht schlecht. Sie hatten einen Imbiss und wollten expandieren.

Eines Tages fing er an, schlechter zu sehen. Er sagte, dass es sich anfühle, als würde er schielen. Beim Arzt nannte man es Doppelbilder. Und die Hände schliefen immer ein. Als es besser wurde, vergaßen sie es wieder.

Sie hatten Pläne. Sie machten einen Termin bei der Bank, um nach einem Kredit zu fragen. Der Angestellte, der sie zum Gespräch empfing, führte sie in einen anderen Raum, wo man sie bat, Platz zu nehmen. Sie werteten das als gutes Zeichen.

Dann wurde das eine Bein pelzig, und er stolperte. Alles kam wieder und schlimmer als vor Wochen.

Sie waren nicht versichert, sie waren jung. Sie warteten noch Monate ab, dann gingen sie zurück nach Deutschland. Damals dachten sie noch nicht an ein anderes Leben. Sie wollten nur sicher gehen. Sie wollten eine Diagnose, Tabletten und dann schnell wieder weg.

Es dauerte länger, die Diagnose ließ auf sich warten. Bald hatten sie einen Ärztemarathon hinter sich. Als die Vermutung des Neurologen zur Gewissheit wurde, wussten sie noch nicht, was das bedeutete. Multiple Sklerose sagte ihnen nichts. Es gebe verschiedene Verläufe der Krankheit, hatte der Arzt gesagt. Manchmal merkt man kaum etwas und kann sein Leben einfach weiterleben, manchmal nicht.

Bei ihm wurde es in den Monaten darauf immer schlimmer. Und sie war schwanger. Sie wollte das Kind.

Sie heirateten und bereiteten sich auf ein anderes Leben vor. Sie nahmen sich eine kleine Wohnung und warteten ab, was die Krankheit mit ihnen vorhatte. Sie trat eine Stelle im Verkauf an, und er wollte sich ums Kind kümmern. Das ging nicht lange gut. Bald musste sie sich nicht nur um ihr Kind, sondern auch um ihren Mann kümmern, der schon nach wenigen Monaten an den Rollstuhl gefesselt war.

Ihr Sohn ist jetzt sechs, er geht in die erste Klasse. Sie muss ihn gleich von der Schule abholen. Ihr Mann konnte kein Wasser lassen. Der Blasenkatheter war verstopft. Das passiert manchmal.

Das Bild hängt im Flur der Wohnung. Es erzählt von damals. Ein Lächeln huscht über ihr Gesicht, als sie sieht, dass ich es betrachte. Aber gleich kehrt wieder der bittere Ausdruck zurück. Sie kann nicht hinschauen.

Weder im Flur noch in der kleinen Küche reicht der Platz, um die Arme auszubreiten, ohne an Schränke oder die Garderobe zu stoßen. Mit dem Rollstuhl kann der Mann sich kaum bewegen in dieser Wohnung. Im Wohnzimmer kann er zwischen Tisch und Fenster hin und her rollen. Um das Schlafzimmer zu erreichen, braucht er wegen der Türschwelle schon oft ihre Hilfe, und um ihn ins Bett zu legen, muss sie ihre ganze Kraft aufbieten.

Sie arbeitet wegen ihres Sohnes nur noch halbtags im Einzelhandel. Das Geld reicht hinten und vorne nicht.

Nach der Behandlung setze ich mich zum Ausfüllen der Formulare zu ihr an den Küchentisch. Sie raucht. Im Aschenbecher liegen schon fünf ausgedrückte Zigaretten. Sie schaut beim Rauchen aus dem Küchenfenster und sieht dort auf den Parkplatz. Sie haben kein Auto mehr.

Das Bild im Flur erinnert sie jeden Tag daran, was hätte sein können.

Frankfurt nachts um halb eins

Im Frankfurter Bahnhofsviertel schläft man nicht vor Mitternacht.

Ich muss mein Auto auf dem Bürgersteig abstellen, es gibt keinen Parkplatz. Neben den Häusern mit rotem Licht in den Fenstern fallen hier schöne Stilaltbauten auf. Überall Geschäfte, Kneipen, ein paar Hotels und Imbissstuben. Auf den Straßen sind um diese Uhrzeit mehr Männer als Frauen unterwegs, und die Drogenkonsumenten sitzen auf dem Pflaster an Hauswände gelehnt oder liegen in Hauseingängen. Die Leuchtreklamen lassen es hier nie dunkel werden. Die Diskothek K11 hat jetzt um kurz nach zehn gerade erst aufgemacht.

Das Treppenhaus ist hochherrschaftlich mit Marmorboden. Wand- und Deckenverzierungen begleiten einen auf der hölzernen Treppe nach oben. Eine kleine, zierliche Frau steht im geöffneten Portal zu ihrer Wohnung.

Wir gehen auf einem ausgetretenen, stumpfen Parkettfußboden durch eine Eingangshalle in das tanzsaalgroße, fast leere Schlafzimmer, in dem sich das Doppelbett in einer Ecke des Raums in der Nähe der Fenster verliert.

Die Unterzuckerung des an Diabetes leidenden Patienten wird durch eine Glucose-Infusion schnell behoben. Der ältere Herr wacht langsam auf. Er schaut suchend im Zimmer umher. Seine Augen finden seine Ehefrau. Er lächelt und schaut mich an.

»Was ist denn los?«

»Sie waren unterzuckert und bewusstlos. Ihre Frau hat mich gerufen. Sie haben eine Zuckerinfusion bekommen, und jetzt sind Sie wieder bei sich. Sie sollten aufstehen und noch etwas essen.«

Er möchte lieber liegenbleiben. Es sei spät, erklärt er seinen Wunsch. Die Ehefrau verspricht, ihn im Bett zu füttern. Er muss etwas essen, damit er nicht noch einmal unterzuckert in der Nacht. Und ich verspreche anzurufen.

Später berichtet sie am Telefon, dass er nicht essen möchte. Sie versuche, ihn zu füttern, aber er wolle nicht schlucken.

Beim zweiten Besuch ist der Mann tatsächlich wieder eingetrübt. Er hat den ganzen Mund voller Reiterchen aus Käsebrot. Er schluckt nicht. Den Mund räume ich mit den Fingern aus, und eine weitere Glucose-Infusion lässt ihn schnell wieder aufwachen.

Er möchte nicht ins Krankenhaus, und ich möchte ihn nicht der Gefahr aussetzen, dass er wieder bewusstlos wird. Es ist nicht auszuschließen, dass er unbeabsichtigt zu viel von seinem Zuckermedikament eingenommen hat. Wenn es noch die Dienerschaft gäbe, die man in so einer hochherrschaftlichen Wohnung vermutet, dann könnte man ihr die Aufgabe übertragen, heute Nacht zu wachen. Aber nach der Einrichtung zu urteilen, musste sich das Personal schon vor langer Zeit nach einer anderen Arbeitsstelle umsehen.

Auf der Straße steht der Rettungswagen hinter meinem Fahrzeug ebenfalls auf dem Bürgersteig und hat das Blaulicht aus Sicherheitsgründen laufen lassen. Direkt vor uns auf der Kreuzung steht ein Einsatzwagen der Polizei mit Blaulicht. Ein Mann steht mit gespreizten Beinen bäuchlings am Wagen, seine Hände liegen auf dem Dach des Fahrzeugs. Die Polizisten durchsuchen ihn. Wenige Meter in die Querstraße hinein kümmert sich die Feuerwehr um einen Brand in einem Müllcontainer und versperrt mit dem Löschfahrzeug die Straße. An den Ecken der Kreuzung stehen auf den Bürgersteigen Menschentrauben vor den Kneipen. Es ist noch angenehm warm in dieser Septembernacht, alle haben ihre Biergläser mit nach draußen genommen, um das großstädtische Schauspiel zu betrachten. Sie prosten sich zu.

Die Uhr zeigt halb eins.

Temperament

Es war Nacht. Es regnete und war dunkel. Nur so dunkel, wie es in einer Großstadt nachts sein kann. Es gab natürlich Straßenlaternen, und der Kiosk gegenüber wurde von einer Leuchtreklame erhellt. Das Foyer der Altenwohnanlage wurde von Strahlern an den Wänden aus Sichtbeton taghell erleuchtet. Durch die meterlange Fensterfront fiel das Licht auf die Straße und spiegelte sich im regennassen Gehweg. Blätter von den umliegenden Bäumen, Hinterlassenschaften von Hunden, leere Bierflaschen und zertretenes, nasses Papier schienen durch diese nächtliche Beleuchtung eindrucksvoller als am Tag.

Die Ehefrau des Patienten hatte angerufen und von einer starken Blutung aus dessen Genital berichtet. »An seinem Ding blutet es«, hatte sie gesagt.

Sie hatte schon am Telefon darum gebeten, dass wir uns vor der Haustür etwas gedulden mögen. Sie sei nicht mehr so schnell. Sie müsse uns an der Eingangstür abholen, weil die nachts verschlossen sei. Aus Sicherheitsgründen.

Die Gegend war nicht einladend.

Zumindest gab es ein Dach über dem Eingang, sodass wir sicher vor dem Regen waren. Nach dem Klingeln warteten wir wie vereinbart vor der gläsernen Tür der Wohnanlage. Heute sagt man gerne Seniorenresidenz. Die Zimmer sind dadurch nicht größer, die Betreuung aber nachweislich schlechter geworden, und dafür kostet es heute mehr.

Drinnen sah es sauber aus. Man konnte die einfallslosen Sitzgelegenheiten von außen durch die bodentiefen Fenster in Augenschein nehmen. Ein paar Zeitungen lagen auf dem Tischchen. An den Wänden hingen die immer gleichen Bilder, die man nicht in Galerien, sondern in Möbelhäusern kaufen kann. Zwei große traurige Grünpflanzen rundeten das Bild ab. Es ist hier auch nicht schmucker als im Wartezimmer des Einwohnermeldeamts.

Die alte Frau, die aus dem Fahrstuhl kam, mühte sich mit zögerlichen Schritten an die große Glastür. Dann dauerte es eine weitere Ewigkeit, weil sie den passenden Schlüssel nicht fand. Sie probierte alle der Reihe nach durch. Sie glaubte schon, den richtigen Schlüssel nicht dabeizuhaben, und wollte wieder zurückgehen. Ich konnte sie nur durch inständiges Bitten davon überzeugen, uns den Schlüsselbund durch den Briefschlitz in der Tür nach draußen durchzureichen.

Es war der Schlüssel, der mit der roten Gummiumrandung kenntlich gemacht worden war. Die alte Dame musterte die sich öffnende Tür ungläubig, freute sich aber und schüttelte gleichzeitig den Kopf, um sich über das Alter zu ärgern.

Sie ging mit kurzen Tippelschrittchen langsam zurück zum Fahrstuhl, und wir passten uns dem Tempo an. Sie murmelte unterwegs mehr zu sich als zu uns, wie unangenehm ihr alles sei. Ich wollte nicht fragen, bevor wir im Zimmer waren. Glücklicherweise hatte ich ihr den Schlüsselbund im Fahrstuhl noch nicht zurückgegeben, sodass ich an ihrer Wohnungstür selbst öffnen konnte.

Der alte Mann kniete im Bett in einer großen Blutlache, als habe er sich nicht getraut aufzustehen, um den Tatort nicht zu verändern. Die Blutung war inzwischen zum Stillstand gekommen, aber seine Hände und auch beide Oberschenkel waren blutverschmiert. Das viele Blut schien ihn nicht zu verstören. Er lächelte spitzbübisch.

Seine Frau stand neben uns am Ehebett.

»Max, steh auf, wir müssen das Bett neu beziehen«, sagte sie zu ihm.

Er zeigte mir das durchgerissene Bändchen an seiner Vorhaut, aus dem es so stark geblutet hatte.

»Entschuldigen Sie, aber das Temperament ist mit mir durchgegangen.«

Er sagte es auf hessisch.

Doppelte Einsicht

Die Häuser sind für amerikanische Soldaten gebaut worden. Auf Stadtplänen waren sie als »housing area« eingetragen. Sie haben immer noch vierstellige Hausnummern. Ich suche die Nummer 2086. Wegen der Wohnungsnot in den Innenstädten waren die Wohnungen beim Abzug der Amerikaner hochwillkommen. Es sind Siedlungen mit nur wenigen Straßen und vielen Stichstraßen für die Anlieger. Die sind nicht als Durchfahrt oder für eine Abkürzung geeignet, und deshalb herrscht wenig Verkehr. Vor allem kinderreiche Familien und weniger Wohlbetuchte fühlen sich von dem neuen Angebot angezogen. Es gibt viele Grünflächen zwischen den Häusern und vor ihnen ausreichend Parkplätze. Alle Wohnungen haben große Balkons. Auf vielen Balkons stehen keine Sonnenschirme und Gartentische. Sie dienen vielmehr als Abstellraum. Getränkekisten und Fahrräder finden hier ihren Platz. Die Haustüren gehen, anders als bei deutschen Häusern, immer nach außen auf und entsprechen so eher der Vorschrift, im Notfall eine Flucht zu ermöglichen. Innen sind sie alle gleich geschnitten. Kennt man eine Wohnung, kennt man alle. Interessant und wahrscheinlich amerikanisch ist das Fehlen eines Flurs.

Man steht beim Eintreten sofort im Wohnzimmer. Frau S. hat einen katarrhalischen Infekt. Sie ist alleine in der Wohnung. Die Kinder sind in der Schule. Und der Mann ist bei der Arbeit. Die Patientin kommt sich verloren vor. Sie hustet und hat Schnupfen und Fieber. Diese Infekte sind so gut wie sicher Virusinfekte. Man kann Fieber senken, man kann etwas gegen den Husten nehmen und Papiertaschentücher. Man kann das alles auch bleiben lassen.

Taschentücher wird man trotzdem brauchen.

Meine Patientin will eine Spritze gegen ihren Infekt. Da alle fiebersenkenden Mittel im Darm gut aufgenommen werden, gibt es keinen Grund, ein solches Medikament zu spritzen. Ich erkläre ihr das und empfehle, eine Tablette gegen das Fieber einzunehmen.

Sie ist eine kluge Frau. Sie versteht mich sofort. Sie bedankt sich für meine Beratung und hat nur eine Bitte: »Auch wenn es sicher so ist, wie Sie sagen, und ich auch verstanden habe, dass es nicht nötig ist, das Medikament zu spritzen, werde ich unglücklich sein, wenn Sie jetzt so gehen. Ich verstehe, was Sie mir erklärt haben, aber ich fühle etwas anderes. Ich werde Angst haben, dass ich ohne Spritze nicht gesund werde.«

In vielen Gegenden Europas haben sich Ärzte und Patienten darauf verständigt, dass alle Kranken eine Injektion erhalten. Das sieht nach richtiger Medizin aus. Eine Spritze tut weh, und so eilt ihr der Ruf voraus, dass sie mehr nutzt als eine Tablette.

Ich verstehe die Patientin. Also spritze ich ihr ein fiebersenkendes Mittel und lasse ihr noch zwei Tabletten da. Die nimmt sie gerne an.

Diese Vorgehensweise steht in keinem Lehrbuch und wird von keiner medizinischen Fachgesellschaft empfohlen.

Schuldunfähig

Die Knöpfe im Fahrstuhl waren mit einem Feuerzeug ange-
sengt, sodass die Zahlen für die Stockwerksangabe nur noch
schwer zu entziffern waren. Die Wände waren ringsherum
beschmiert und beschriftet. Es gab Lebensweisheiten, und
einer behauptete in großen Buchstaben, dass Conny Schwän-
ze lutsche. Die entsprechende Telefonnummer stand gleich
daneben.

Natürlich war das Haus bei Feuerwehr und Polizei bekannt.
Sie hatten hier häufig Einsätze. Diesmal allerdings ging es um
Bauchschmerzen.

Vom Fahrstuhl aus gingen zwei Flure vom Treppenhaus ab,
einer nach rechts und einer nach links. Alles war dunkel. Wir
fanden den Lichtschalter und liefen einen Gang entlang. An
manchen Türen war kein Namensschild angebracht, an anderen musste erst der kranzförmige Blumenschmuck, der die
Wohnungstür zierte, zur Seite geschoben werden, um das Namensschild zu finden. Acht Wohnungen gab es auf der linken
Seite. Der Name unseres Patienten war nicht darunter.

Also die andere Seite. Der Gang war ebenso lang. Wieder
acht Wohnungen. Mehrere Türen hatten auch hier kein Namensschild, aber eine Tür stand einen Spalt offen. Das war
einen Versuch wert.

Wir riefen in die Wohnung hinein. Von dem kleinen Flur, in
dem wir standen, gingen noch zwei Türen ab. Wir klopften an
die eine Tür, öffneten sie und fragten laut: »Haben Sie einen
Arzt gerufen?« Im Bett an der gegenüberliegenden Wand des
großen, hellerleuchteten Zimmers lag ein Mann mit dem Gesicht zur Wand.

Ich ging langsam in das Zimmer hinein und sprach den
Mann dabei immer wieder an. Ich dachte, er schläft vielleicht,
und wollte ihn nicht erschrecken. Womöglich war er auch so

schwer erkrankt, dass er eingetrübt war. Ich stand schon fast am Bett, als er sich zu uns umdrehte und sich im Bett aufrichtete. In der rechten Hand hielt er eine Pistole. Er zielte auf mich. »Wer sind Sie?«, fragte der hellwache Patient und tat so, als ob er überrascht wäre. Er musterte mich eindringlich und biss die Zähne so fest zusammen, dass man den Wangenknochen die Anspannung ansehen konnte. Meine Helferin brachte sich mit einem Sprung an die Wand in Sicherheit. Sie kauerte jetzt an der Seitenwand eines Kleiderschranks und war von dem Übeltäter nicht mehr zu sehen.

»Ich bin Arzt«, erwiderte ich so ruhig wie möglich. »Das habe ich schon mehrfach gesagt, seitdem ich hier im Zimmer bin. Das haben Sie sicher auch gehört. Sie hatten um einen Hausbesuch gebeten, weil Sie Bauchschmerzen haben. Ist das richtig?«

Er antwortete nur mit: »Ja.«

»Vielleicht könnten Sie aufhören, mit der Waffe auf mich zu zielen?«

»Können Sie sich ausweisen?«

»Natürlich. Ich werde aber einen Teufel tun und jetzt irgendwelche Bewegungen machen, die Sie als Angriff ansehen könnten. Was soll das alles hier?«

»Ich bin schon oft überfallen worden. Da gehe ich lieber auf Nummer sicher.«

»Und weil Sie so oft überfallen worden sind, lassen Sie die Wohnungstür offen, damit jeder hier hereinspazieren kann?«

Diesen Einwand ließ er nicht gelten, er zielte weiter mit der Waffe auf mich.

»Sie sehen doch, dass das der Arzt ist. Er hat doch weiße Sachen an und einen Arztkoffer dabei«, rief meine Helferin aus ihrem sicheren Versteck.

Der Mann richtete augenblicklich die Pistole auf den Schrank. Von hier war die Stimme gekommen.

»Kommen Sie da sofort raus!«, rief er aufgebracht durch das Zimmer und zielte weiter auf den Schrank. Ich machte einen Satz nach vorn, bekam den Arm mit der Pistole zu fassen, der

Mann fiel zurück in seine Kissen, und ich schlug die Hand, die die Waffe hielt, auf die hölzerne Umrahmung des Kopfteils. Sie fiel auf den Boden. Er hatte gar keine Anstalten gemacht, sich zu wehren. Er schaute mich nur verdutzt an.

Ich stand wieder auf, ging vorbei an einem kleinen Tischchen, das vor dem Bett stand, um hinter dem Kopfende die Pistole an mich zu nehmen.

Er verlangte sie von mir zurück. Ich lehnte ab. Ich fühlte mich aber unwohl mit der Waffe in der Hand und legte sie in der Mitte des Raumes auf den Boden, weit außerhalb seiner Reichweite.

Meine Helferin kam aus ihrem Versteck, bückte sich und legte die Pistole noch einen Meter weiter weg vom Bett und dem misstrauischen Kranken. Sie hatte sich schnell wieder gefangen und fragte, während sie sich an das Tischchen setzte, nach den Personalien. Der Mann antwortete, wie es sich gehört, so als wäre in den letzten Minuten nichts passiert.

Ich setzte mich auf die Bettkante zu dem Patienten, untersuchte den Bauch, kontrollierte den Blutdruck, nahm etwas Blut aus der Fingerkuppe für einen Zuckertest und war mir nach einer Anamneseerhebung sicher, dass er heute Nacht unsere Hilfe nicht benötigte. »Bitte gehen Sie morgen zu Ihrem Hausarzt, wenn die Beschwerden nicht nachgelassen haben«, sagte ich ihm.

Nach der Untersuchung nahm ich die Waffe mit bis zur Tür und ließ sie dort auf dem Boden liegen. Ich wusste weder, ob es vielleicht nur eine Schreckschusspistole, noch ob sie geladen war.

Am nächsten Morgen informierte ich die Polizei über diesen Vorfall. Natürlich war der Mann auf dem Revier bekannt.

»Da haben sie aber Glück gehabt«, lachte der Polizist. »Wenn der Sie erschossen hätte, wäre dem nichts passiert. Der hat einen Jagdschein.«

Überforderung

Der Krebs hatte begonnen, die Grenzen des Körpers nicht mehr zu tolerieren. Er wuchs aus dem Inneren der Patientin durch die Haut hindurch. Blumenkohlartige Gebilde wucherten am Hals und in der Achselhöhle. Schon eine zarte Berührung konnte eine Blutung auslösen, so fragil waren diese Gebilde. Die Behandlungen waren eingestellt, die Patientin zum Sterben aus der Klinik nach Hause entlassen worden. Natürlich bekommt sie Schmerzmittel, und die Verbände über den tumorösen Wucherungen werden jeden Tag erneuert.

Die alte Frau sitzt an einem Tisch im Wohnzimmer. Sie trägt nur ein langes, rosafarbenes Flanellnachthemd und an den Füßen dicke Wollsocken. Ihre Augen sind leer, als sie mich anschaut. Abwartend, in ihr Schicksal ergeben, ist sie zu schwach, um eine Meinung zu haben. Vor ihr stehen ein Teller mit Obst und ein Glas Wasser. Beides ist unberührt. Es sieht auch nicht so aus, als wolle sie noch etwas essen oder trinken. Um ihren Hals ist laienhaft ein Verband geschlungen.

Ich frage sie nach ihren Beschwerden. Die Tochter steht neben mir am Tisch und antwortet. Die Mutter habe sich aufgegeben. Sie sei so schwach und sie würde immer alles vergessen. Auch mit den Medikamenten komme sie nicht mehr zurecht, obwohl sie ihr einen Zettel geschrieben habe, auf dem Zeiten und Mengen genau aufgelistet seien. Aber ihre Mutter würde alles durcheinanderbringen. Sie selbst sei am Ende ihrer Kräfte und halte es für besser, wenn die Mutter mal für ein paar Tage ins Krankenhaus käme.

Jetzt bemerke ich auch die schon gepackte Tasche neben dem Tisch. Sauber gefaltet liegt der Bademantel neben der Tasche auf einem Stuhl.

Was denn heute passiert sei, dass sie am Sonntag eine Notfalleinweisung für erforderlich halte, will ich wissen. Die

Tochter erzählt, dass die Wunde am Hals geblutet habe und gar nicht mehr aufhören wollte zu bluten.

»Und jetzt?«

»Jetzt hat es aufgehört.«

»Das ist gut. Was also ist Ihr Anliegen?«

»Die Mutter muss einfach mal ins Krankenhaus.«

»Warum?«

»Weil das so nicht mehr weitergeht.«

»Das verstehe ich nicht. Die Patientin hat doch im Moment keine Beschwerden, oder?«

»Sie sehen doch, was sie hat.«

»Aber das hat sie doch nicht erst seit heute. Das ist eine lange Erkrankung. Ich glaube Ihnen, dass es ihr sehr schlecht geht. Es ist auch eine schreckliche Krankheit. Aber ich möchte nur wissen, was jetzt im Augenblick passiert ist, dass Sie notfallmäßig am Wochenende eine Einweisung in ein Krankenhaus für erforderlich halten.«

»Ja, glauben Sie denn, ich wollte meine Mutter abschieben? Ich kümmere mich seit Monaten um sie. Aber ich habe doch auch eine Familie.«

Sie fängt an zu weinen und geht aus dem Zimmer. Die Patientin hat alles unbeteiligt verfolgt.

Ich gehe der Tochter nach. Sie sitzt in einem Sessel im Wohnzimmer und putzt sich die Nase. In ihren Augen stehen noch die Tränen. Ich setze mich neben sie auf ein Sofa, und sie berichtet mir unter Tränen, wie sie sich um ihre Mutter gekümmert habe. Jeden Tag sei sie hier gewesen. Ich frage sie, ob man sie mit dieser Aufgabe alleine gelassen habe.

»Ganz allein«, antwortet sie. »Ich kann sie nicht mehr so leiden sehen.«

»Hilft Ihnen Ihr Mann nicht bei der Versorgung der Mutter?«

»Der kann sowas nicht. Der konnte das noch nie.«

Natürlich verstehe ich sie gut, sie hat sicher einen schweren Stand. Sie hat sich da einer Aufgabe gestellt, die die meisten überfordert. Ich denke auch, dass man sie unbedingt entlasten sollte, damit sie die notwendige Kraft bekommt, um die Mutter in den folgenden Wochen wieder zu begleiten.

So eine Einweisung kann aber der Hausarzt vornehmen zu normalen Zeiten. An einem Werktag, wenn auch im Krankenhaus mit der vollen Belegschaft gearbeitet wird, und nicht an einem Sonntagnachmittag, wenn nur ein Arzt mehrere Stationen versorgen muss. Das alles sage ich ihr.

Dann bräuchte sie ja gar keinen Arzt mehr zu rufen, wenn es der Mutter schlecht gehe, erwidert sie.

Ich schreibe die Einweisung aus, und währenddessen versuche ich, sie weiter zu überzeugen. Sie hört mir nicht mehr zu und erklärt, dass sie dann eben morgen den Hausarzt rufen werde.

Ich telefoniere mit der Leitstelle, bestelle einen Krankenwagen und lasse die Einweisung auf dem Tisch liegen. Ich verabschiede mich, und wir geben uns die Hand. Ich habe das Gefühl, wir gehen in Frieden auseinander.

Stunden später ruft der Ehemann der Tochter in der Zentrale an und beschwert sich über den »Euthanasie-geschädigten« Arzt, der heute bei seiner Schwiegermutter war.

Trauer

Ein Mann verstirbt. Er war zuckerkrank. Vielleicht ist eine Überdosis Insulin die Ursache. Wir sollen den Tod feststellen und den Leichenschauschein ausfüllen. Seine Partnerin will die Vorgeschichte erklären und muss dabei aus ihrem Leben erzählen.

Sie wohnten schon seit zwanzig Jahren in dem Haus. Sie waren Nachbarn. Sie wohnte im Stockwerk über ihm. Sie hatten sich häufiger im Treppenhaus gesehen, aber keinen näheren Kontakt gehabt. Eines Tages vor vielen Jahren war er hochgekommen und hatte sie an den Haaren durch die Wohnung gezogen. »Du Schlampe«, schrie er, weil sie Flaschen vor dem Fenster gekühlt hatte. Das hatte ihn gestört.

Zum Abschied stieß sie ihn die Treppe hinunter. Ein Bein blieb steif. Als er aus dem Krankenhaus kam, vergewaltigte er sie. Kurze Zeit später heirateten sie.

Sie blieben in ihren Wohnungen wohnen. Sie sahen sich nur selten. Ab und zu bestieg er sie bei der Küchenarbeit, ohne ein Wort mit ihr zu sprechen.

So ging das 14 Jahre lang.

Jetzt ist er tot. Sie ist traurig.

Frühstücksei

Das Haus liegt weit draußen, am Rande der Stadt. Es ist umgeben von Ackerflächen. Schneereste liegen auf der Wiese und den Büschen hinter dem Graben. Nur ein unbefestigter Weg führt zu dem Gehöft, das weit ab von der Landstraße liegt. Der Boden ist hart gefroren. Der Wagen holpert den gefurchten Weg entlang. Es gibt keine Hausnummer. Ich hoffe, dass ich hier richtig bin.

Auf einem grauen Pappschild am Türrahmen steht der Name. Es gibt keine Klingel. Als ich die nicht verschlossene Haustür öffne, müssen sich meine Augen erst an das spärliche Licht gewöhnen. Ich stehe in einem großen dunklen Hühnerstall. Heute würde man von Bodenhaltung sprechen. Ich bin mir trotzdem sicher, dass es die Haustür ist, die ich jetzt hinter mir schließe.

Ich laufe über einen federnden Untergrund aus Hühnerkot und Stroh wie auf einem dicken Teppich zwischen dem Federvieh hindurch. Die Hühner flattern vor mir hoch und gackern aufgeregt.

Die alte kräftige Frau hat mich gerufen. Sie steht jetzt in dem Lichtschein der offenen Tür am Ende des Stalles. Sie klatscht laut in die Hände und verscheucht so die Hühner vom Eingang zu ihrem Wohnzimmer. Man muss ein paar Holzstufen hoch, um in die Wohnung zu gelangen.

Es ist kalt in dem Zimmer. Es gibt nur einen kleinen Elektrostrahler für die Wärme. Die Heizspiralen glühen rot, dennoch heizt der Strahler nur die unmittelbare Umgebung.

Sie lässt sich auf die ausladende Couch fallen und legt ihr linkes Bein auf ein Handtuch, das sie schon vorsorglich auf dem Polstermöbel ausgebreitet hat. Sie hat ausgeprägte Ödeme in den Unterschenkeln. An ihrem linken Bein ist die Haut mit nässenden Blasen übersät, und das Wasser läuft über das Bein auf die Unterlage.

Ich trage schon seit vielen Jahren weiße Dienstkleidung. Das ist jetzt angenehm. Die Patientin leidet schon lange unter dem Wasser in den Beinen, aber in letzter Zeit hat es stark zugenommen. Früher hat sie die Beine gewickelt und Stützstrümpfe getragen. Die Strümpfe kann sie schon seit Wochen nicht mehr anziehen. Und das Wickeln fällt ihr immer schwerer. Jetzt hat sie seit Tagen unangenehme Schmerzen. Sie kommt nicht mehr zurecht.

Ich halte eine Krankenhauseinweisung für angebracht.

Das wird nach kurzer Debatte verworfen. Ihr Ehemann ist gerade im Krankenhaus. Sie muss die Tiere versorgen und deswegen noch etwas durchhalten. Sie haben noch Ziegen und Hasen.

Wir stellen einen Behandlungsplan für die nächsten Tage auf.

Sie schenkt mir zum Abschied ein Ei. Sie packt es sorgfältig in ein Nest aus Stroh, dann in Zeitungspapier und zum Schluss in eine kleine Plastiktüte, damit es nicht zerbricht.

Traumreise

Kohlrouladen und Königsberger Klopse mit Kapern, Bouletten mit Wirsinggemüse, danach Vanillepudding oder Götterspeise. Aus der Musikbox der Gaststätte in Bockenheim klangen Schlager wie »Rote Rosen, rote Lippen, roter Wein« oder »Cindy oh Cindy«, obwohl die Fünfziger schon seit Jahrzehnten vorüber waren. Es saßen immer zwei Männer an der Theke. Schweigend schauten sie in ihr Bierglas. Ältere Damen, manchmal mit schlechtsitzender Perücke, die Handtasche auf den Knien, warteten zur Mittagszeit geduldig auf ihr Essen. Auf den Tischen standen neben Pfeffer, Salz und der Flasche mit einer Würzlösung noch kleine Porzellanvasen mit Plastikblumen. Auch in den Sommermonaten hingen oft noch die vergessenen Papierschlangen aus den Faschingstagen an Lampen und Fenstern.

Der Wirt, der immer eine Mütze trug, tänzelte mit dem Tablett in der linken Hand zwischen den Tischen hindurch, um die wenigen Gäste zu bedienen. Nach einer Essensbestellung verschwand er so lange in der Küche, dass man den Eindruck bekam, dass er selbst am Herd stand. Niemanden schien die Wartezeit zu stören. Es herrschte eine leidenschaftslose Stimmung. Bei Stammgästen blieb Jonny, wie er von alten Bekannten genannt wurde, manchmal ein paar Minuten am Tisch stehen und unterhielt sich mit ihnen. Dabei klang seine Sprache immer etwas künstlich und näselnd. Bestimmte Buchstaben zog er übermäßig in die Länge. Manchmal hatte er noch das vergnügte Lachen im Gesicht, wenn er mit dem leeren Tablett hinter der Theke wieder in der Küche verschwand.

Nie steckte einer der Gäste Geld in die Musikbox oder wählte ein Lied aus. Dennoch spielte das Gerät eine Platte nach der anderen ab.

Ich war nicht oft hier, aber immer mal wieder. Wo bekam man noch Königsberger Klopse oder einen freundschaftlichen Klaps auf den Hinterkopf, wenn das Pils serviert wurde?

Eines Tages wurden wir in die Wohnung über der Gaststätte gerufen. Der Wirt Jonny, der dort lebte, klagte über Brustschmerzen. Er machte uns im Bademantel selbst die Tür auf, und wir folgten ihm in ein kleines Zimmer, in dem sein Bett stand. Seinen Bademantel hängte er auf einen Kleiderbügel an der Innenseite der Tür und legte sich erwartungsvoll aufs Bett. Er ließ mich nicht aus den Augen.

Ich untersuchte ihn gründlich. In seinen Augen stand eine Ahnung, dass das hier nicht gut ausgehen würde. Er war auf das Schlimmste gefasst. Wenn ihn nicht so eine Angst umgetrieben hätte, hätte er nicht angerufen.

Jonny wollte nicht ins Krankenhaus.

Ich versuchte Gründe zu finden, ihn nicht einzuweisen. Der Blutdruck war nur wenig erhöht, die Herzfrequenz fast normal. Er hatte keine Rhythmusstörungen und sich nicht erbrochen. Atemnot verneinte er. Die Lunge war frei. Ich drückte in die Zwischenrippenräume in der Hoffnung, dass er irgendwo hier Schmerzen angeben würde. Er verneinte auch das. Der Schmerz sei ein ganz anderer. Es sei so ein gewaltiger Druck im ganzen Brustraum.

Trotz aller unauffälligen Befunde bei der Untersuchung sprach der Schmerzcharakter für eine Durchblutungsstörung des Herzens.

Der Patient musste mit dem Verdacht auf einen Herzinfarkt in die Klinik. Unbedingt. Es gab keine andere Möglichkeit.

Als ich versuchte, ihm das schonend mitzuteilen, nickte er nur und hatte Tränen in den Augen. Er hatte lange für die Reise gespart. Um 9.00 Uhr am nächsten Morgen wollte er fliegen.

Es wäre nach San Francisco gegangen.

Warum ist es am Rhein so schön

Das Feuer schlug meterhoch aus einem Fenster im zweiten Stock. Dichter schwarzer Rauch kroch aus einem benachbarten Oberlicht im Treppenhaus. Es gab nur wenige Fenster, hinter denen Licht brannte. Die meisten waren dunkel. Es war 3.00 Uhr nachts, und fast alle Bewohner des Hauses schliefen sicherlich.

Die Feuerwehr war mit mehreren Einsatzfahrzeugen und viel Lärm vor der Altenwohnanlage vorgefahren. Die Martinshörner wurden ausgestellt, aber das Blaulicht lief aus Sicherheitsgründen weiter, und so zuckten die Lichtblitze durch die Nacht und spiegelten sich in den Fenstern der umliegenden Häuser.

Die Befehle des Einsatzleiters waren kurz und gezielt. Ohnehin schienen alle zu wissen, was genau ihre Aufgabe war. Mit Atemschutzgeräten ausgerüstet stürmte ein Trupp ins Haus. Die Leiter wurde ausgefahren, Schläuche auf dem Rasen vor dem Haus ausgerollt.

Ich persönlich kann mit militärischen Strukturen wenig anfangen. Wenn man aber den Männern hier zusah, wie eilig und gezielt sie, abgestimmt aufeinander, ihre Aufgaben erledigten, wünscht man sich als Betroffener, dass es bei der Bekämpfung eines Brandes so militärisch wie nur irgend möglich zugehen soll.

Das war natürlich kein Einsatz für den ärztlichen Bereitschaftsdienst, sondern für den Rettungsdienst.

Wir wären sicher nicht angefordert worden. Wir waren auf dem Weg zu einem Patienten mit einem Magen-Darm-Infekt und ständigem Erbrechen gewesen. In der Schlossstraße in Höhe des Kurfürstenplatzes mussten wir anhalten, um dem unter Sondersignal fahrenden Zug der Feuerwehr das Vorrecht einzuräumen. Mein Fahrer war ein katastrophenaffiner

Mensch. Er wollte, als die Einsatzfahrzeuge vorbei waren, unbedingt hinterher. Ich ließ ihn.

Es waren noch keine Rettungsdienstfahrzeuge am Einsatzort, und so boten wir unsere Hilfe an. Der Einsatzleiter wies einen seiner Männer an, uns die Stelle im Haus zu zeigen, zu dem die Geretteten gebracht wurden.

Im Foyer des Hauses, gleich hinter der Eingangstür, saßen schon drei ältere Damen. Zwei im Bademantel und eine in einem dunkelblauen Nachthemd mit silbernen Sternen. Sie fror an den Füßen, weil sie nicht, wie die zwei anderen, Hausschuhe trug. Mein Fahrer holte ein Sitzkissen von einem Stuhl und legte es vor ihr auf den Boden. Die alte Dame lächelte dankbar, als sie ihre nackten Füße auf das Kissen stellen konnte und nicht mehr auf den kalten Fliesenboden.

Es wurde festgelegt, dass alle Geretteten von uns angeschaut werden mussten, um zu entscheiden, wie weiter mit ihnen verfahren werden sollte. Nach einer ersten Einschätzung würden sie entweder zur Beobachtung in unserer Obhut verbleiben oder dem inzwischen eingetroffenen Rettungsdienst zum Transport ins Krankenhaus übergeben. Alle anderen, die beschwerdefrei waren, würden zu dem Reisebus der Feuerwehr gebracht, um dort in Sicherheit abzuwarten.

Eben trugen zwei große kräftige Männer, die durch ihre Ausrüstung noch voluminöser wirkten, eine kleine schmächtige Frau im rosa Nachthemd zwischen sich die Treppe herunter. Die Männer waren mit Atemschutzgeräten ausgerüstet. Der Frau hatte man gegen den gefährlichen Rauch eine Atemschutzhaube über Kopf und Schulter gestreift, sodass es schien, als säße sie unter einer altmodischen Trockenhaube beim Friseur, um ihre Dauerwelle zu sichern. Sie wurde von uns unverzüglich weitergeschickt, weil sie keine Beschwerden angegeben hatte. Die Feuerwehrleute trugen sie nach draußen, und sie fand einen Platz in dem großen Bus.

Wir versorgten verschiedene Patienten. Hochdruckkrisen und Asthmaanfälle forderten uns. Am schwierigsten gestaltete sich eine Panikattacke. Die gehbehinderte Frau wollte sich gar nicht beruhigen. Sie malte sich immer wieder aus, was sie hätte durchmachen müssen, wenn die Feuerwehr nicht rechtzeitig bei ihr gewesen wäre. Alleine hätte sie das Zimmer wegen ihrer Behinderung nicht verlassen können und wäre dem giftigen Qualm hilflos ausgeliefert gewesen.

Denjenigen, die wir ins Krankenhaus schicken wollten, klebten wir einen braunen Leukoplast-Streifen quer über die Brust, auf den wir mit Kugelschreiber den Namen des Patienten und die Telefonnummer der Wohnanlage schrieben, weil wir unsicher waren, ob alle in der Klinik richtige Angaben würden machen können.

Nach einer halben Stunde war für uns alles vorbei, und ich wollte wieder aufbrechen. Der Brand war gelöscht, das Stockwerk über dem Brandherd vollständig evakuiert. Auch dem alten Herrn aus dem brennenden Zimmer war nichts passiert. Er hatte sich selbst in Sicherheit bringen können. Sein Fernseher war implodiert. Die übrigen Bewohner konnten in ihren Zimmern bleiben.

Ich ging zu unserem Wagen, um endlich zu dem ursprünglichen Patienten mit dem Magen-Darm-Infekt zu fahren, aber mein Fahrer wollte sich noch beim Einsatzleiter der Feuerwehr abmelden. Der war nirgends zu sehen. Er schaute im Haus nach und kam kopfschüttelnd wieder heraus. Auch ein Feuerwehrmann an der Drehleiter wusste nicht, wo sich sein Chef aufhielt, und deutete auf den Bus. Mein Fahrer ging herüber zum roten Reisebus, um dort zu schauen. Er öffnete die Tür. Laut schallte ihm ein Lied entgegen.»Warum ist es am Rhein so schön« sangen die alten Menschen im Pyjama und Flanellnachthemd und waren guter Laune.

Eine aufregende Nacht. Sie würden etwas zu erzählen haben.

Sammler

Neben den alten, gebrauchten, aber wieder glatt gestrichenen Butterbrotpapieren, die fein säuberlich übereinander lagen, standen leere Joghurtbecher. Sie waren ordentlich ausgewaschen. Es waren sicher mehr als hundert. Eine Zigarrenkiste, die im Regalbrett darunter stand, war beschriftet. Auf einem kleinen weißen Aufkleber stand mit blauem Filzstift geschrieben: Krumme Nägel.

Es gab leere Gurken- und Marmeladengläser mit und ohne Deckel, mit und ohne Etikett. Gefaltete Einkaufstüten aus Plastik und Papier. Einen Schuhkarton voll mit den Resten heruntergebrannter Kerzen. Es herrschte eine undurchschaubare Ordnung. Dort war wahrscheinlich lange nicht saubergemacht worden, aber man hatte darauf geachtet, dass der Joghurtbecher bei den Joghurtbechern einsortiert wurde und die Kerzenstummel in den Schuhkarton. Und natürlich die vielen Zeitungen, Broschüren und DIN A4-Seiten. Stapelweise. Alles war sorgfältig auf den Regalbrettern gelagert. Nichts lag auf dem Boden.

Aus Platzmangel standen die Regale nicht an den Wänden des Zimmers, sondern senkrecht zur Wand in den Raum hinein im Abstand von einem halben Meter. Man konnte sich nur seitwärts zwischen den Regalen bewegen. An der gegenüberliegenden Wand war ein vielleicht ein Meter breiter Durchgang belassen worden.

»In der Wohnung gibt es großes Durcheinander, ich renoviere gerade«, hatte der Mann, der mir die Tür geöffnet hatte, zur Begrüßung gesagt. Er hatte den Eingang zur Wohnung mit seinem Körper versperrt und war herausgekommen ins Treppenhaus. Die Tür hatte er hinter sich ins Schloss fallen lassen. Er stand wegen der Schmerzen etwas gebückt vor der Wohnungstür und schilderte mir unaufgeregt seine Beschwerden.

Das Treppenhauslicht erlosch, und er machte Anstalten, sich seiner Hose und des Oberhemdes zu entledigen. Er hatte Rückenschmerzen und berichtete, dass er schon einmal einen Bandscheibenvorfall gehabt hatte. Er öffnete gerade seinen Gürtel. Sein Oberhemd hatte er während seiner Schilderung aufgeknöpft.

Ich drückte den Lichtschalter, und das Licht ging wieder an. »Bitte lassen Sie uns in Ihre Wohnung gehen, da sind wir ungestört.«

»Ich will Ihnen nur schnell zeigen, wo der Schmerz sitzt, dann ziehe ich mich gleich wieder an.«

»Nein, ich möchte nicht, dass Sie sich hier im Treppenhaus ausziehen.«

Er zögerte.

»Sie werden doch in der Wohnung einen Platz finden, an dem Sie sich freimachen können und ich Sie untersuchen kann.«

Er klingelte an der eigenen Wohnungstür, und die Ehefrau öffnete umgehend. Er hatte gar keinen Schlüssel dabeigehabt.

In der großen Diele waren über allen Türen Regalbretter bis zur Zimmerdecke angebracht. Ich musste an mein Elternhaus denken. Mein Vater hatte auch jeden Platz in der Wohnung für seine Bücher gebraucht, die oft in Zweierreihen in den Regalen standen.

Die Ehefrau war nach kurzer Begrüßung gleich wieder in einem der Zimmer verschwunden und hatte hinter sich die Tür geschlossen. Der Flur war so schummerig beleuchtet, dass ich den Patienten nicht hier anschauen wollte. Ich bat ihn, ins Schlafzimmer zu gehen, damit er sich für die Untersuchung hinlegen konnte. Nur widerwillig öffnete er eine Tür, und ich bat ihn, Licht anzumachen, weil man in der Abenddämmerung auch in diesem Zimmer nur wenig sehen konnte.

Er stand unschlüssig herum, als würde er sich nicht erinnern können, wo der Lichtschalter war. Ich betätigte dann den Schalter, und bei Licht erklärte sich sein Unwillen.

Wir standen in seinem Zimmer. Er hatte viel aufgehoben, was man vielleicht noch mal gebrauchen konnte. Es war nicht schmutzig oder unordentlich. Man konnte sogar sagen, dass eine zwanghafte Ordnung herrschte. Alles war sauber gestapelt, und teilweise waren die Regalbretter mit Hinweisen beschriftet. Die Ordnung, die hier herrschte, war dennoch eine unverständliche. Joghurtbecher gehörten zu Bechern. Aber warum standen direkt daneben kleine Kisten mit Schrauben und Nägeln?

Ganz am Ende des Zimmers unter dem Fenster kam ein Bett zum Vorschein, das aber vom ersten Regal so eingezwängt war, dass man es nur benutzen konnte, indem man über das Fußende hereinkletterte. Seitlich war kein Platz gelassen worden. Er konnte wegen seiner Rückenschmerzen nicht hinein, und ich hätte neben dem Bett keinen Platz gefunden, um ihn zu untersuchen.

Ich bat ihn also, sich auf den Boden zu legen, und gab mir Mühe, ihn so zu untersuchen. Er zeigte mir die Lokalisation seiner Beschwerden. Ich fand keine neurologischen Ausfälle. Schmerzmittel würden ausreichen und vielleicht etwas zum Entspannen der Muskulatur.

Die Frau hatte sich ausbedungen, dass das Wohnzimmer von seiner Sammelleidenschaft verschont bliebe. Die Papiere durfte ich aber dort ausstellen. Ich setzte mich auf das Sofa, und er blieb in der Tür gebückt stehen und hielt sich am Rahmen fest.

Die Frau wollte sich gleich aufmachen, um die Medikamente zu holen. Ich ging mit ihr zusammen die Treppe hinunter und war mir sicher, er würde das Wohnzimmer in ihrer Abwesenheit nicht betreten.

Jahreswechsel

Sie lebten zu viert hier: Vater, Mutter, Sohn und die Mutter des Mannes. Sie war alt und auf Drängen ihres Sohnes aus ihrem kleinen Haus am Stadtrand zur Familie in der Innenstadt gezogen. Deren Wohnung war groß genug und schön gelegen. Sie war in ihrem Haus eigentlich gut zurechtgekommen. Ab und zu nur hatte sie Hilfe gebraucht. Manchmal musste sie zum Arzt gefahren werden. Das Wechseln des Bettbezugs fiel ihr schwer, und sie war dankbar, wenn man Wasserflaschen für sie besorgte. Die Nachbarn halfen ihr, wenn sie sie fragte, und es gab einen Händler, der mit seinem Fahrzeug am Donnerstag frische Lebensmittel brachte. Käse, Wurst und Eier kaufte sie bei ihm. Der sei viel zu teuer, hatte der Sohn behauptet und sie gebeten, doch endlich Vernunft anzunehmen. Sie bekäme ein schönes Zimmer mit Morgensonne. Er und seine Frau würden sich um sie kümmern. Sie hätte es viel leichter. Im Sommer war sie umgezogen.

Hier kannte sie niemanden, und auch nach Monaten fühlte sie sich noch fremd. Sie war noch gut zu Fuß, aber wohin hätte sie gehen sollen? Sie wollte nicht klagen, sie wurde gut versorgt. Allerdings hätte sie gerne eine Aufgabe gehabt, stattdessen wurde sogar für sie gekocht. Ab und zu gab es ihr Lieblingsgericht: grüne Soße, mal mit Eiern und mal mit Schnitzelchen. Manchmal bot sie sich an, wenn es etwas zu erledigen galt. Dann lachten die anderen. Es war nicht böse gemeint. An den Abenden war sie nicht mehr allein. Das war schön. Besser als früher zu Hause. Sie schauten zusammen fern, und wenn Gäste kamen, saß sie mit dabei. Einsam war sie nicht.

Sie hatte in stillen Stunden auch früher schon daran gedacht, aus ihrem Haus auszuziehen und sich eine andere Wohnung zu nehmen. Es gab eine Altenwohnanlage in ihrem Stadtteil. Dort wohnte die Mutter der Nachbarin, und es gab auch eine

Pflegestation im Haus für den Fall, dass es mal wirklich nicht mehr gehen würde. Vielleicht bekäme sie dort auch Besuch von der Nachbarschaft, hatte sie gehofft und dann den Gedanken doch immer wieder verworfen.

An Weihnachten hatten sie schöne Tage gehabt. Die Familie hatte viel zusammengesessen und gesungen, und sie hatte Geschenke bekommen: eine Strickjacke und warme Strümpfe. Sie fror oft.

Heute war Silvester. Die Familie war eingeladen. Das erste Mal wollten sie den Sohn mitnehmen, der letztes Jahr 17 geworden war. Die Großmutter, seit letztem Jahr 87, wollten sie zu Hause lassen. Es wäre zu anstrengend für sie, hatten sie argumentiert. Sie hatten es ihr erst am Nachmittag gesagt.

Die alte Frau war entsetzt gewesen. Den Abend ganz alleine zu verbringen, wollten sie ihr zumuten. Und dann nicht irgendeinen Abend, sondern die Nacht am Jahresende. Da hätte sie auch die Altenwohnanlage wählen können. Dort würde heute Abend sicher etwas geboten.

Sie verabschiedete die anderen, ohne sich etwas anmerken zu lassen. Sie schaute ihnen aus dem Fenster nach. Es war schon dunkel draußen und die Straßen leer.

Alle waren heute irgendwo eingeladen und mussten nicht alleine das neue Jahr begrüßen!

Sie beschloss, den Abend vor dem Fernseher zu verbringen, und genehmigte sich erstmal einen Piccolo. Sie war noch hellwach, als die Familie wieder nach Hause kam. Sie hatte ebenfalls gefeiert. Alleine. Eine Flasche Eierlikör hatte ihr dabei geholfen. Und dann noch ein paar weitere Piccolo.

Sie saß im Wohnzimmer auf dem Boden. Sie war splitternackt und sang Lieder aus ihrer Zeit.

Der Sohn machte sich Sorgen und rief den Arzt.

Entmündigung

Die Tür ist noch verschlossen, eine Gruppe von älteren Damen steht aber schon wartend vor dem Eingang. Zwei stützen sich auf ihren Gehwagen, eine sitzt im Rollstuhl. Es ist fünf vor 12.00 Uhr. Gleich öffnet der Speisesaal, dann gibt es Mittagessen. Sie sind immer sehr pünktlich. Es gibt für sie nicht viel zu tun, und das Essen ist ein Termin, der Abwechslung verspricht. Gegessen wird im Erdgeschoss. Männer sind noch keine da. Einige werden aber kommen.

Heute gibt es Gemüsesuppe, Pfannkuchen gefüllt mit Rahmgemüse und Fruchtkompott. Natürlich auch passierte Kost. Der Speiseplan hängt schon für die ganze Woche aus. Er hängt sowohl direkt neben dem Eingang zum Speisesaal als auch auf jedem einzelnen Stockwerk. Trotzdem haben ihn nur wenige gelesen.

In der Mitte des Foyers sprudelt ein kleiner Springbrunnen, und es sind genug Sitzgelegenheiten vorhanden. Begehrt sind die Plätze auf dem Sofa direkt am Eingang zum Haus und die paar Stühle gegenüber vom Fahrstuhl. Hier ist alles besetzt. Schon am frühen Morgen, gleich nach dem Frühstück, werden die Plätze eingenommen und, wenn möglich, nicht mehr freigegeben. Man kann sehen, wer kommt und wer geht, und sein Urteil abgeben.

Sonst sind hier unten nur noch die Verwaltung, das Büro der Pflegedienstleitung, ein kleiner Behandlungsraum der Krankengymnastin, die einmal in der Woche kommt, und ein Friseursalon, der immer vormittags geöffnet hat. Auch montags. Neben dem Eingang zum Speisesaal führt eine große Glastür in den Garten. Hier stehen an einem Teich ein paar Bänke, die meistens von den Rauchern besetzt sind. Drinnen herrscht Rauchverbot.

Das Haus hat nicht so einen beschönigenden Namen wie »Zur schönen Aussicht«. So ist es sonst üblich. Es heißt schlicht

»Frankfurter Straße 10«. Es ist ein großes Seniorenheim mit vielen Bewohnern. Die Wohnungen befinden sich in mehreren Etagen über der Pflegestation. Die Menschen sind hier gut aufgehoben, weil sie ab und zu Hilfe in Anspruch nehmen können. Wenn sie krank sind, Nachrichten von Ämtern nicht verstehen oder für Erledigungen Unterstützung benötigen, dann können sie hier Beistand erfahren. Manche sind auch schon sehr vergesslich oder sogar von einer beginnenden Demenz betroffen.

Wenn sie nicht mehr zurechtkommen, besteht die Möglichkeit, dass sie auf die Pflegestation im ersten Stock umziehen. Hier gibt es rund um die Uhr Betreuung und natürlich auch Bevormundung. Das bringt die Unselbständigkeit so mit sich.

Mitunter verirren sich Bewohner in dem großen Haus, landen womöglich auf einer falschen Etage und finden dann ihr Zimmer nicht mehr. Das Pflegepersonal kann sie unmöglich alle kennen. Oft können die Bewohner auch die Frage nach Stockwerk und Zimmernummer nicht mehr beantworten. Dann muss man, wenn man Hilfe leisten will, runter in die Verwaltung, in den Unterlagen das Stockwerk und die Zimmernummer suchen. Die Namen sind alphabetisch in der Bewohnerliste aufgeführt. Erst dann kann man den Menschen wieder zurück in sein Zuhause bringen. Außerdem hilft es sehr, dass bei vielen das Stockwerk und die Zimmernummer auf einem Schild im Kragen innen in die Oberbekleidung eingenäht wurde, um die Sachen nach der Wäsche wieder richtig zuordnen zu können.

Die Aushilfskraft, die auf der Pflegestation heute Dienst tut, hat die alte Dame, die langsam den Flur entlanggeht, noch nie gesehen. Sie läuft hinter ihr her, greift kurzerhand in den Jackenkragen, um Zimmernummer und Etage zu erfahren, und fragt gleichzeitig beruhigend: »Na, wo wollen wir denn hin?«

Frau Dr. Riethmüller, die heute als Augenärztin wegen eines Notfalls gerufen worden ist, antwortet trocken: »Erstmal ins Schwesternzimmer und dann zu meiner Patientin.«

Familie

Die alte Frau lag in einem Bett, das in einer Nische des Wohnzimmers stand. Mit einem Vorhang konnte man diese Nische vom Zimmer abschotten. Die grauschmutzige Bettdecke hatte sie mit ihren knochigen Fingern bis zum Hals hochgezogen. In dem alten Kofferradio mit lang herausgezogener Antenne, das auf dem Nachttisch stand, lief leise eine Sendung mit Volksmusik. Sie hörte anscheinend trotz ihres hohen Alters noch gut, das Radio war ganz leise eingestellt.

Die Familie war am Sonntag zu Besuch gekommen, und die alte Frau hatte nicht geöffnet. Der Sohn hatte zwar einen Schlüssel, aber ihrer steckte von innen im Schloss. Sie hatte nicht auf Klingeln reagiert, nicht auf Rufen. Vielleicht war ihr etwas zugestoßen. Sie war weit über achtzig.

Die zur Hilfe gerufene Polizei hatte den Schlüsseldienst informiert. Der hatte die Tür geöffnet, und wenige Minuten später war auch ich eingetroffen.

Sie wollte von uns nichts wissen. »Hauen Sie ab!«, begrüßte sie mich. Sie beschimpfte auch alle anderen. Sie versicherte, dass sie nicht krank sei, und beteuerte, nur ihre Ruhe haben zu wollen. Wir sollten alle verschwinden. Sie habe uns nicht gerufen. Das sei schließlich ihre Wohnung.

Da hatte sie recht.

Zu der Ansammlung vor der noch verschlossenen Tür der alten Frau hatte sich vorhin auch der Nachbar gesellt, als er sich durch die Rufe von Polizei und Angehörigen im Treppenhaus alarmiert gefühlt hatte. Er stand ihr manchmal zur Seite, wenn sie ihn ließ. Er war weniger besorgt gewesen als die anderen. Er hatte sich daran gewöhnt, dass sie auf ein Klingeln oft nicht reagierte. Der Nachbar berichtete, dass die Alte schon recht kauzig sein konnte. Sie würde auch ihn immer wieder einmal nicht hereinlassen, und Hilfe würde sie nur selten annehmen.

In der Küche standen Töpfe voller Essensreste. Benutztes Geschirr stapelte sich in der Spüle. Im Kühlschrank waren nur wenige Lebensmittel und ein Teller Suppe. Ich fragte, ob sie noch selbst für sich kochte, und der Nachbar nickte.

»Sie kauft sogar noch selbst ein und geht nicht einmal in das Geschäft hier in der Straße, sondern in den billigen Supermarkt zwei Straßen weiter«, berichtete er. »Sie braucht immer über zwei Stunden für den Einkauf, und wenn sie irgendetwas vergessen hat, geht sie noch mal los.« Er schüttelte verständnislos den Kopf, lächelte aber ob der Unvernunft.

»Sehen Sie sich doch bloß mal das Bettzeug an«, entrüstete sich die Schwiegertochter und zupfte mit zwei Fingern an der Bettdecke. »Die muss ins Krankenhaus.«

»Warum?«, fragte ich.

Sie schaute mich verständnislos an und sagte: »Der ganze Dreck. Wie sie hier lebt. Das ist doch unzumutbar.«

Die Alte fing an, mit brüchiger Stimme zu zetern: »Verschwindet hier. Ich brauche keinen. Ich gehe in kein Krankenhaus.«

»Möchten Sie in diesem Bett hier schlafen?«, fragte mich die aufgebrachte Ehefrau des Sohnes, und ich antwortete, dass ich das nicht möchte.

Als die Frau ein Fenster öffnete, um etwas frische Luft in das Zimmer zu lassen, verlangte die Alte sofort, es wieder zu schließen. Es sei noch viel zu kalt. Der Frühling ließ tatsächlich auf sich warten. Auf der Fensterbank stand eine dieser dankbaren dickblättrigen Pflanzen, die auch wochenlangen Wassermangel ertrugen; die hier allerdings ließ sich ihre Vernachlässigung anmerken.

Der Sohn brachte in einem alten Gurkenglas Wasser aus der Küche und gab der Pflanze zu trinken. Er hatte bisher geschwiegen und sich in der Wohnung umgesehen. Nun berichtete er, dass sich die Mutter wirklich nicht helfen lassen wolle. Sie hätten schon früher einmal die Tür durch die Polizei öffnen lassen müssen, und er habe dann von der Polizei und der Sozialbehörde den Wohnungsschlüssel erhalten mit der Auflage, sich um die Mutter zu kümmern. Das wollte er gerne tun, aber sie machte es ihm nicht leicht. Er habe versucht, wenigstens die Behördenpost für sie zu erledigen. Unter anderem habe er für sie Wohngeld beantragen wollen. »Das steht ihr zu«, sagte er mit Nachdruck. Er hatte alle Formulare ausgefüllt, fast fünfzig DM hätte sie im Monat bekommen können. Sie wollte nicht unterschreiben. »Wahrscheinlich hat sie mit dem Unterschreiben von Formularen schlechte Erfahrungen gemacht«, befürchtete er mit hochgezogenen Augenbrauen.

Neue Katastrophenmeldungen erreichten uns derweil aus dem Badezimmer. Die Badewanne war voll schmutziger Wäsche.

»Die hat schon seit Wochen nicht mehr gewaschen«, klagte die Schwiegertochter. Der Sohn, der nicht zugehört hatte, nickte zustimmend mit dem Kopf. Jetzt öffnete sie sogar die Post, die auf dem Esstisch in der Mitte des Zimmers lag. Offizielle Post von der Hausverwaltung war darunter. »Die muss hier weg, das sieht doch ein Blinder«, sagte sie wie zu sich selbst, während sie die schon gelesenen Briefe in der Luft schwenkte.

Ich fragte, wie sie das anzustellen gedenke, gegen den erklärten Willen der Betroffenen.

»Weg, weg«, schimpfte sie und war ganz außer sich. »Warum haben wir Sie denn gerufen, wenn Sie jetzt überhaupt nichts tun wollen?« Sie glaubte, dass es der alten Frau in sauberer Bettwäsche auf jeden Fall bessergehe. »Und dann muss sie sich auch nicht mehr selbst um das Essen kümmern. Sie wäre versorgt.«

Die Situation erforderte meines Erachtens jedoch keine stationäre Notfalleinweisung am Wochenende. »Hat sich die Situation verschlechtert?«, wollte ich wissen.

»Sie verschlechtert sich ständig«, bekam ich von der Schwiegertochter zur Antwort.

»Und wie lange geht das schon so?«

»Seit Monaten. Aber jetzt ist Schluss!«

Ich war mir da nicht so sicher.

Vergebliche Liebesmüh

Sie ist etwas über siebzig. »Ich sehe aber deutlich jünger aus«, versichert sie mir. Sie hat nur Unterwäsche an und darüber einen rosafarbenen Morgenmantel. Sie trägt Schuhe mit hohen Absätzen. Ihre Haare sind sehr blond.

Es riecht nach Blumenkohl und Gebratenem in der Wohnung. Sie hat gekocht.

»Er ist wieder nicht gekommen«, sagt sie.

Er hatte den Besuch fest zugesagt. Sie weiß, dass er gebunden ist. Aber ein Treffen alle vierzehn Tage ist doch wirklich nicht zu viel verlangt. Er selbst hat den Sonntag vorgeschlagen, weil seine Frau da nicht in der Stadt wäre. Er hat auch nicht abgesagt, deshalb hat sie die zwei Stunden gewartet. Er verspätet sich oft. Aber absagen hätte er doch können, wenn etwas dazwischengekommen ist. Seine Frau ist doch nicht da. Oder hat er eine andere? Das wäre schrecklich. Die Ehefrau zählt nicht. Die läuft außer Konkurrenz. Aber wenn er eine andere Geliebte hat, bei der er im Moment vielleicht ist, das wäre das Ende.

Ihr ist ganz schwindlig. Wahrscheinlich hat sie wieder hohen Blutdruck. Deshalb hat sie auch angerufen.

Während ich den Blutdruck messe, spricht sie weiter.

Er ist auch ein Arzt. Die haben ja viel zu tun. Das weiß sie, und das nimmt sie hin. Aber er könnte sie respektvoller behandeln. Ein Anruf. Sie hätte ihm keine Szene gemacht; wahrscheinlich.

Sie fragt, ob ich Hunger habe.

Zwei wichtige Fragen

»Wo ist der Patient?«, rief mein Fahrer, als wir in den verwilderten Garten stürmten. Der kleine, bärtige Mann deutete mit dem Lauf seines Gewehrs auf den Kellerabgang an der Seite des Hauses. Wir liefen weiter und schauten über das Geländer an der Kellertreppe. Er lag auf den Treppenstufen. Beim Sturz hatte er sich die Beine verdreht. Sein helles Hemd färbte sich über der Brust rot. Er schaute uns an und machte eine hilflose Bewegung, als versuchte er aufzustehen. Wir begannen mit unserer Arbeit.

Nur Sekunden später erschien die Polizei. »Wo ist die Waffe?«, brüllte der, der als erster gerannt kam.

Der alte Mann deutete auf den Boden, wo das Gewehr jetzt im hohen Gras lag. Bevor der Polizist irgendetwas anderes in Augenschein nahm, sicherte er die Waffe und gab sie an den Kollegen weiter.

Der Alte hatte seine Schiebermütze, bei uns heißt sie Batschkapp, aus der Stirn geschoben, sodass sie jetzt auf seinem Hinterkopf thronte. Er schaute die Polizisten trotzig an, als die über ihr Funkgerät die Kripo nachforderten. Dann legten sie ihm Handschellen an.

Der das Gewehr an sich genommen hatte, erkundigte sich bei uns, wie es um den Angeschossenen stand. Ich konnte nur sagen, dass er bei Bewusstsein sei, dass er im Augenblick einen stabilen Blutdruck habe und dass ich natürlich nicht wüsste, was die Kugel im Brustkorb getroffen habe. Ich bat ihn, den Rettungsdienst zu verständigen.

Dass wir vor der Polizei am Einsatzort waren, war einem Zufall geschuldet. Wir waren auf dem Weg zu einem zuckerkranken Patienten. Der Besuch war nicht eilig, und so waren wir in langsamem Tempo in eine Seitenstraße eingebogen, die Hausnummer suchend. Es standen eine Menge Anwohner auf der

Straße, und auch aus vielen Fenstern schauten Menschen heraus. Als unser Einsatzfahrzeug, dem man durch die Farbe und das aufgesetzte Blaulicht seine Bestimmung ansah, langsam die Straße entlangfuhr, begannen die ersten zu gestikulieren und uns durch Handbewegungen zu mehr Eile anzuhalten. Aus dem Fenster rief einer: »Da drüben ist es.« Er deutete mit ausgestrecktem Arm auf ein kleines Häuschen auf der gegenüberliegenden Seite, das von einer hohen Mauer umgeben war.

Wir werden bei unseren Einsätzen häufiger von Leuten auf der Straße erwartet. Von Angehörigen, die uns zur Eile antreiben wollen, oder von anderen, die befürchten, wir könnten das Haus schlecht finden, weil die Hausnummer nicht lesbar ist. Oder einfach von Nachbarn, die wissen, wenn der Arzt kommt, dann meistens zu der Familie, in der die Großmutter seit Jahren schwer krank ist.

Wir waren also nicht erstaunt, dass man uns zeigen wollte, wo wir hinmüssen. Erstaunt hat uns aber, dass gleich mehrere Dutzend Leute uns helfen wollten, den Einsatzort zu finden.

»Der Waldschrat hat einen erschossen«, rief einer vom Balkon und deutete auf das Haus auf der anderen Straßenseite. Die Menge auf der Straße machte uns bereitwillig Platz, und wir beeilten uns, zu dem ausgedeuteten Haus zu kommen. Die hölzerne Gartentür in der hohen Mauer war nicht verschlossen, und wir kamen ungehindert auf das verwahrloste Grundstück. Ich schloss hinter mir die Tür vorsorglich wieder, während mein Fahrer schon mit den Koffern vorwegstürmte.

Der Polizist hatte per Funk den Rettungsdienst angefordert. Der Wagen kam mit Sondersignal und war deshalb schnell vor Ort. Gemeinsam bargen wir den Schwerverletzten aus dem Kelleraufgang und lagerten ihn auf der Trage.

Von der Straße aus war der verwahrloste Garten durch die hohe Mauer nicht einsehbar. Aber die an den Fenstern und auf den Balkons auf der anderen Straßenseite konnten alles gut verfolgen. Sie saßen in der ersten Reihe.

Der Garten war seit Jahren nicht mehr bestellt worden. Alle Pflanzen, die sich hier angesiedelt hatten, durften bleiben. An der Gartenmauer lagen ausrangierte technische Geräte, Motoren und anderer Schrott. Einen Weg gab es nicht. Den Patienten mussten wir durch das hüfthohe Gras und Buschwerk tragen.

Gerade, als wir den Mann zum Rettungswagen brachten, traf die Kripo ein und wollte von mir wissen, in welches Krankenhaus wir den Mann bringen würden. Ich erfuhr, dass unser Patient ein Einbrecher war, der sich vielleicht in dem Garten des Hauses einen Schlafplatz hatte suchen wollen oder geglaubt hatte, hier etwas entwenden zu können. Der Besitzer des Hauses erwischte ihn dabei und hatte sofort geschossen.

Ich begleitete den Patienten auf dem Weg ins Krankenhaus. Sein Blutdruck war nicht mehr stabil, und er verlor auf dem Transport langsam das Bewusstsein. Wir hatten unterwegs alle Hände voll zu tun. Der Mann wurde in der Klinik sofort operiert. Er hat die Notfalloperation nicht überlebt. Er ist auf dem Tisch geblieben, wie die Chirurgen sagen. Die Kugel hatte das Herz gestreift.

Bis dass der Tod uns scheidet

Es dauerte lange, bis Herr A. die Haustür per Summer öffnete. Erst als ich auf der Treppe fast den ersten Stock erreicht hatte, fiel mir ein, dass die Wohnung im Souterrain liegen sollte. Ich kehrte um. Das Treppenhauslicht schien hier unten nur spärlich. Ich suchte nach einem weiteren Schalter und fand keinen. Als das Licht im Hausflur erlosch, war es stockdunkel. Ich meinte, in dem schummrigen Licht vorhin die Wohnungstür schon ausgemacht zu haben, und tastete mich an der Wand entlang in diese Richtung. Die Tür stand offen.

Unter Hallo-Rufen betrat ich ein dunkles Zimmer und strich mit der Hand über die Wand neben der Tür, um einen Lichtschalter zu finden. Als die Deckenlampe das Zimmer erhellte, konnte ich einen Mann auf dem Sofa sehen. Er saß vornübergebeugt mit der Stirn auf dem Couchtisch und atmete tief.

Das Zimmer war groß genug zum Wohnen, die Einrichtung praktisch. Es war alles da: Sitzecke, Bett, Esstisch, Anrichte und ein Kleiderschrank. Da ein Bett in dem Raum stand, nahm ich an, dass es nur das eine Zimmer gab. Ein Flur war nicht vorhanden. Wenn man durch die Tür hereinkam, stand man sofort im Wohnzimmer. Zu meiner Rechten war die kleine Küche. Sie war ein Teil des Zimmers und nicht durch eine Tür getrennt.

Der Mann rührte sich nicht.

Ich ging zum Tisch hinüber, setzte mich in einen Sessel und wartete ab. Manchmal fällt es den Patienten schwer zu reden.

Auf der Anrichte neben der Couch lagen seine Arbeitsutensilien: eine Aktentasche, eine Thermosflasche, eine Brotdose mit geöffnetem Deckel, ein großer Schlüsselbund, der in keiner Hosentasche Platz finden würde, und ein zerlesenes Boulevardblatt. Die Titelseite war nicht zu sehen, aber die Bilder und großen Buchstaben sprachen dafür. Auf dem Fußboden neben der Anrichte stand ein Bierkasten mit leeren Flaschen. Hier wohnte keine Frau.

Nach kurzer Zeit richtete sich der Mann auf und lehnte sich zurück. Er war vielleicht dreißig Jahre alt.

Auf einem Oberschenkel hielt er quer ein großes Küchenmesser in seinen Händen. Er ließ es auf seinem Bein schaukeln, indem er mit der einen Hand den Messergriff nach unten drückte, damit sich so die Schneide hob. Dann drückte er mit der anderen flachen Hand auf die Schneide, sodass sich nun der Griff hob. Er ließ das Messer in schnellem Wechsel auf seinem Bein tanzen.

Ohne mich anzuschauen, fragte er: »Haben Sie Angst?«

Während ich meinen Koffer öffnete und meine Formulartasche auf den Tisch legte, sagte ich unbeteiligt: »Nein. Sie haben mich doch gerufen, weil Sie etwas von mir wollten.«

»Sie haben recht«, nickte er, stand auf, lief quer durchs Zimmer und legte das Messer in die Küchenschublade zurück. Als er sich wieder auf seinen alten Platz gesetzt hatte, erklärte er: »Ich werde mich umbringen. Sie lassen mir nichts zum Leben.«

Dann schwieg er wieder.

Da er mich gerufen hatte, glaubte ich ihm nicht, dass er sich jetzt das Leben nehmen wollte. Aber sicher war er sehr verzweifelt.

Erst nach einer Zeit, die mir sehr lang vorkam, schaute er mich das erste Mal an und fing an, stockend zu reden: »Meine Frau ist weg, und es geht nicht.«

Ob sie in der Wohnung hier zusammengelebt hatten, fragte ich mich.

»Justin hat sie mitgenommen. Ich soll jetzt zahlen.«

Zu dritt hatten sie hier sicher nicht gewohnt. Die Trennung musste also schon vor längerer Zeit erfolgt sein.

»Wie lange leben Sie hier schon?«, fragte ich.

»Seit einem Jahr bin ich in diesem Keller.«

»Im Souterrain«, verbesserte ich ihn.

Er griff nach der Aktentasche auf der Anrichte und holte einen Brief heraus. »617,43 DM«, las er vor. »Das bleibt mir.«

Er steckte den Brief wieder zurück in die Aktentasche. Er wollte ihn wohl immer bei sich haben. »Das reicht nicht zum Leben. Hinten und vorne nicht.«

Er hatte bisher nichts unternommen. Nach der Trennung hatte er den Kopf in den Sand gesteckt und abgewartet, was passieren würde. Einen Anwalt hatte er nicht. Als Pförtner eines Krankenhauses wurden ihm ungefähr 1200 DM im Monat ausgezahlt. Das Schreiben vom Gericht hatte er vor einer Woche bekommen, und ihm war in den zurückliegenden Tagen nichts eingefallen, was ein Licht am Ende des Tunnels hätte entfachen können.

Wir sprachen noch eine halbe Stunde miteinander. Er erzählte von seinem Kind, von seiner Einsamkeit und von seiner Arbeit. Von seiner Ehe erzählte er nichts.

Dann nahm ich ihm das Versprechen ab, sich heute Nacht nichts anzutun. Er sollte seine Energie darauf verwenden, mit der Hilfe von Behörden und Anwälten nach einer Lösung zu suchen.

Er versprach es.

Hoffnungslosigkeit

Durch die großen Fenster fällt das Sonnenlicht verschwenderisch herein. Die Balkontür steht offen, und der Frühlingswind treibt den Duft eines purpurroten Rhododendrons in das geräumige, schöne Zimmer.

Die alte Dame, die hier lebt, ist Künstlerin. Eine Staffelei steht vor einem der Fenster.

Sie hat keine Freunde mehr, dazu ist sie zu alt. Und von den Angehörigen ist ihr nur eine Tochter ihrer Schwester geblieben. Die kümmert sich schon seit Jahren um sie. Auf ihren Hilferuf ist die Nichte auch sofort gekommen. Das Asthma bei der Tante ist bekannt, aber jetzt hat sie einen schweren Anfall.

Wir sind schnell vor Ort. Sie bekommt nach kurzer Untersuchung die entsprechenden Medikamente injiziert und Sauerstoff über eine Nasensonde. Nun müssen wir auf eine Besserung warten.

Sie kämpft um Luft. Mit beiden Armen stützt sie sich seitlich auf dem Sofa ab, um die Atmung zu erleichtern. Die langen grauen Haare hängen über die Stirn nach vorne, und ihr fehlt die Kraft, sie aus dem Gesicht zu streichen. Man hört nur ihren pfeifenden Atem.

Die Nichte berichtet, dass die Tante schon lange krank ist, aber in der letzten Zeit habe sie kaum noch schwere Anfälle gehabt. Heute allerdings sei es besonders schlimm. Eigentlich habe die Tante gar keinen Arzt gewollt, und sie hätten auch eine ganze Zeit abgewartet. Schließlich aber hätte sie an ihr vorbei entschieden, dass es nötig sei, den Arzt zu rufen.

Morgen ist ein entscheidender Tag. Es steht ein Umzug bevor. Die Tante kommt alleine nicht mehr zurecht, und die Nichte hat einen Platz im Pflegeheim besorgt. Heime heißen hier für gewöhnlich »Leben am Fluss« oder »Taunusblick«.

Das ausgesuchte Haus heißt »Am Blumengarten« und liegt in einem Industriegebiet.

Die Patientin versucht trotz der Atemnot zu sprechen. Man kann sie kaum verstehen. »Ich werde dort nicht malen dürfen«, flüstert sie.

»Du malst schon seit Monaten nicht mehr, Tante Luise«, erwidert die Nichte.

»Und den Schrank darf ich auch nicht mitnehmen.«

Es ist ein gewaltiger Barockschrank mit Intarsien und aufwendigen Schnitzereien. Ihr ganzes Leben bewahrt sie darin auf.

Das Sofa, auf dem sie nach Luft ringt, hat sie wahrscheinlich auch viele Jahre begleitet. Es ist aus derselben Zeit wie der Schrank. Holz unter Goldfarbe versteckt und ein wahrscheinlich ehemals cremefarbener Bezug, der in den Jahren etwas gelitten hat.

Die Enge der Bronchien bessert sich kaum. Sie lehnt die Krankenhauseinweisung ab. Ich versuche, sie umzustimmen. Ich sage zu, noch eine Viertelstunde zu warten, und kündige gleichzeitig an, dass wir den Sauerstoff mitnehmen müssten, wenn wir gehen. Außerdem verspreche ich ihr, sie auf der Fahrt in die Klinik zu begleiten, und biete ihr an, dass sie sich ein Krankenhaus aussuchen kann. Vielleicht hat sie irgendwo gute Erfahrungen gemacht. Sie versucht wegen meiner Bemühungen zu lächeln, was ihr kaum gelingt.

Es werde schon besser werden. Wenn nicht, sei es auch gut. Sie sei alt. Sie gehe auch nicht in das Pflegeheim am Blumengarten.

Die Luftnot lässt nicht nach. Vor Erschöpfung hat sie sich inzwischen auf der Couch nach hinten an die Rückenlehne fallen lassen und auf die Atemunterstützung durch die aufgestützten Arme verzichtet. Sie schaut mich an, und ich versuche es noch einmal, sie vom Krankenhaus zu überzeugen. Sie schüttelt kaum merklich den Kopf und schließt die Augen. Ich schreibe eine Krankenhauseinweisung und einen Transportschein aus in der Hoffnung, dass sie sich umentscheiden wird.

Die Nichte kündigt an, dass sie auch losmüsse. Morgen früh aber werde sie die Tante bei ihrem Umzug begleiten und rechtzeitig wieder hier sein.

Ich verspreche anzurufen und schreibe mir die Telefonnummer der Patientin auf. Danach versichere ich mich, dass die Balkontür noch offen ist. Die Wohnung liegt im ersten Stock. Wenn die Patientin die Tür nicht mehr öffnen kann, könnten wir mit Hilfe der Feuerwehr einsteigen.

Nach einer Stunde rufe ich an. Sie sagt, dass sie mich nicht sprechen will. Nach einer weiteren Stunde nimmt sie zwar den Hörer ab, legt aber gleich wieder auf. Beim dritten Anruf geht sie nicht mehr ran. Ich alarmiere den Rettungsdienst zusammen mit der Feuerwehr, die den Einstieg ermöglichen soll. Sie können ihr nicht mehr helfen.

Morgen wird sie nicht umziehen müssen.

Polizeieinsatz

Die Frau schaute mich skeptisch an. Sie saß in einem Sessel im Wohnzimmer. In ihrem Rücken lief der Fernseher. Der Mann setzte sich in den anderen Sessel an dem biederen Couchtisch mit klobigen Holzbeinen und einer gefliesten Oberfläche. Über dem Sofa hing ein Bild von einer rassigen dunkelhaarigen Schönheit, die sich mit Creolen geschmückt hatte. Er griff nach der Fernbedienung und stellte den Ton ab. Es lief eine Kochsendung. Ich zwängte mich an ihm vorbei, um mich auf das schokoladenbraune Sofa zu setzen.

»Sie brauchen es sich gar nicht bequem machen«, sagte der Mann, »Sie sollen nur die Einweisung ins Krankenhaus schreiben.«

»Und das mache ich im Stehen?«, fragte ich lächelnd.

Ihm war es ernst. »Die Frau muss mal ins Krankenhaus.«

Ich hatte die Patientin noch nicht einmal begrüßt. Ich holte das nach, und sie nickte mir wortlos zu. Ihre Blicke wechselten von mir zu ihrem Mann und wieder zurück. Sie war sich nicht sicher, was mit ihr geschehen würde, und wartete ab.

»Sie möchten gerne ins Krankenhaus?«, fragte ich, und der Ehemann trommelte mit der Fernbedienung auf seinen Oberschenkel. »Was haben Sie für Beschwerden?«

Der Ehemann hielt jedes Gespräch direkt mit der Patientin offensichtlich für unnötig. »Sie stellen nur die Einweisung aus und dann auf Wiedersehen«, stellte er klar.

Wir waren hier unterschiedlicher Meinung. Ich wies sein Ansinnen zurück und wandte mich wieder der Frau zu, die bisher nicht zu Wort gekommen war.

»Sie verlassen sofort meine Wohnung. Dafür habe ich Sie nicht gerufen«, schritt er aufgebracht ein.

Er war vom Sessel hochgesprungen und hatte sich vor mir breitbeinig aufgebaut. Der Couchtisch trennte uns noch. Er hob angriffslustig beide Hände, besann sich dann aber und verschränkte die Finger hinter seinem Kopf. Seine Ellenbogen standen bedrohlich ab. Er schwang mit dem Oberkörper vor und zurück, und ich hielt es für angebracht, den Rückzug anzutreten.

Ich wollte gerne unbehelligt aus der Wohnung kommen. Dafür ging ich rückwärts zur Tür und hielt meinen Koffer zum Schutz mit ausgestrecktem Arm zwischen mich und den empörten Ehemann, der mir folgte. Erst im Treppenhaus drehte ich mich wieder um, behielt ihn aber über die Schulter im Auge.

Die Ehefrau rief mir aus dem Wohnzimmer nach, dass ich doch bitte die Polizei holen möge. Das war das Erste, was sie sagte, bisher hatte sie zu allem geschwiegen.

Da sie im Parterre wohnten, war ich schnell an der Haustür und auf dem Gehweg. Die Polizei versprach bei meinem Anruf, gleich zu kommen. Die Siedlung war aus den 70er Jahren. Häuser wurden nicht mehr an der Straße gebaut, sondern vertikal zu den Verkehrswegen, und dafür gab es jetzt Grünflächen. Gerade blühten die Forsythien gleich neben den Fahrradständern aus gebogenem Metall.

Ich musste wirklich nur wenige Minuten warten. Beim Eintreffen gab ich den Beamten einen kurzen Bericht. Sie klingelten, und es wurde nicht geöffnet. Der Ehemann, der für seine Frau einen Krankenhausaufenthalt geplant hatte, schaute aber nach kurzer Zeit aus dem Badezimmerfenster der Wohnung. Er erklärte, dass er uns nicht gerufen habe und deshalb die Tür nicht öffnen werde.

Einer der beiden Polizisten sprang am Fenster hoch, griff nach dem Fensterbrett und machte Anstalten, durchs Fenster einzusteigen. Schnell ließ der Mann die Jalousie herunter. Der Polizist musste seine Hände wegziehen, weil ihm sonst die Jalousie auf die Finger gefallen wäre. Die Beamten reagierten aufgebracht und verlangten den sofortigen Zutritt zur Wohnung. Sie drohten damit, anderenfalls die Tür aufzubrechen.

Herein ließ uns dann die Frau. Der Mann stand im Hintergrund und schaute widerwillig drein. Die Ehefrau war es auch, die vorschlug, dass wir in der Küche miteinander reden sollten. Ich wandte mich an die Polizei und bat darum, ein paar Minuten alleine mit der Patientin verbringen zu können. Die Beamten versprachen, mir den Mann solange vom Leib zu halten.

Wir schlossen hinter uns die Tür und standen alleine in der engen Küche. Meinen Einsatzkoffer hatte ich gerade auf dem Herd abgestellt, und sie hatte kaum angefangen, von den Schwierigkeiten mit ihrem Mann zu berichten, als aus dem Flur lautes Stimmengewirr und Gerumpel zu uns hereindrang.

»Jetzt schlagen sie sich«, unterbrach die Frau erschreckt ihre Schilderung.

Ich öffnete die Küchentür. Der Mann lag mit Handschellen gefesselt am Boden. Er hatte einem der Polizisten die Mütze vom Kopf geschlagen. Sie halfen ihm auf und erklärten, dass sie ihn jetzt mitnehmen würden.

Die Kette der Fessel zog sich zwischen den Beinen durch, ein Arm steckte vorne in der Handschelle und der zweite hinter dem Körper. Weil die Arme nicht lang genug waren, um so noch aufrecht gehen zu können, stolperte er gebückt an uns vorbei.

Er würdigte uns keines Blickes.

»Vor morgen wird er nicht nach Hause kommen«, erklärten die Polizeibeamten.

»Morgen ist ein neuer Tag«, sagte die Ehefrau erleichtert.

Überraschung

»Man macht es doch manchmal auch anders.«

Die Anruferin wartete ab. Ich wusste nicht, was sie meinte und fragte nach.

»Na, eben nicht normal, wie immer.«

Zwischen den Einsätzen fahren wir manchmal in unsere Zentrale, wo die Hilfeersuchen telefonisch angenommen werden. Wir erledigen dann dort Papierkram, füllen die Einsatzkoffer auf, beantworten Anfragen oder machen einfach nur Pause. Manchmal gehen wir mit ans Telefon, wenn wir am Blinklicht sehen, dass noch Patienten in der Warteschleife sind.

»Was meinen Sie mit ›Man macht es doch manchmal auch anders‹?«, fragte ich.

»Na mit dem Mund«.

Ich war mir noch immer nicht sicher, was sie mir sagen wollte.

»Sie mögen mich für begriffsstutzig halten«, gab ich an, »aber ich möchte Sie bitten, etwas deutlicher zu schildern, worum es geht.«

»Sex.«

»Entschuldigen Sie bitte. Natürlich, Sie haben recht. Da macht man es auch manchmal anders.«

»Da ist etwas rausgekommen«, sagte sie besorgt.

»Ja, das passiert.«

»Das sieht aus wie ein Pilz.«

»Wie ein Pilz?«

»Wie ein kleiner Pilz. Ich hatte es im Mund. Ich habe es ausgespuckt, und jetzt liegt es vor mir auf dem Tisch. Wie ein kleiner Pilz. Ist das schlimm?«

»Nein, das ist für den Moment überhaupt nicht schlimm. Das wird ein Polyp aus der Blase sein. Ihr Mann soll aber zum

Urologen gehen und den Pilz mitnehmen. Geben Sie ihn einfach so lange in ein kleines Glas.«

»Vielen Dank. Das wird meinen Mann sehr beruhigen.«

Widerstand

Sie wollte nur die Haare gemacht bekommen. Sie halfen sich dabei gegenseitig. Waschen, eindrehen, föhnen. Das mit den Haaren hatten sie im letzten Sommer begonnen, als es so heiß war und die Haare häufiger gewaschen werden mussten als sonst. Friseurbesuche gehen ins Geld, und es war auch viel netter hier zu Hause, weil sie es mit einer Tasse Kaffee verbinden konnten. Sie backten gerne einen Kuchen, wenn sie sich so bei der jeweils anderen für die neue Frisur bedanken konnten. Für sich alleine lohnte sich das Backen nicht. Während die Haare eingedreht wurden, lief in der Küche schon der Kaffee durch.

Die beiden älteren Damen wohnten schon seit Jahren auf dem gleichen Stockwerk in einem Hochhaus in Frankfurt-Bornheim. Das Haus stand zwischen vielen kleineren Häusern in diesem Stadtteil, der hier eher ländlich ist. Sie halfen sich ab und zu, und manchmal trafen sie sich einfach nur so. Sie duzten sich erst seit ein paar Monaten, obwohl sie beide schon seit einer halben Ewigkeit Nachbarinnen waren.

Diesmal hatten sie sich beim Haarewaschen Zeit gelassen. Sie waren ins Quatschen gekommen, und der Kaffee musste längst fertig sein.

Die eine saß noch vornübergebeugt vor der Badewanne auf einem kleinen Hocker. Die andere war nur schnell ins Schlafzimmer gelaufen, wo sie die Lockenwickler aufbewahrte. Als sie zurück ins Badezimmer kam, lag die Nachbarin am Boden vor der Wanne. Sie hatte noch nasse Haare, und das Handtuch, das sie umgelegt hatte, damit die Bluse nicht nass wurde, war ihr von den Schultern gerutscht. Sie sagte, dass ihr schwindlig sei, und die Nachbarin bat uns um Hilfe.

Warum sie immer noch am Boden liege, wollte ich wissen. Statt einer Antwort richtete sie sich auf, und während ich ihr beim Aufstehen behilflich sein wollte, wurde sie bewusstlos. Ich legte sie wieder flach auf den Boden im Badezimmer und holte das Blutdruckgerät aus meinem Koffer. Sie war im Liegen sofort wieder wach und behauptete, sie habe immer einen guten Blutdruck und nehme auch keine Tabletten.

Sie hatte recht. Ursache war ein viel zu langsamer Pulsschlag. Das Herz schlug nur 25 Mal in der Minute. Wenn ihr Herz im Sitzen nach oben pumpen musste, reichte es nicht, um ihr Gehirn zu durchbluten. Im Liegen ging es, und so blieb sie am Boden liegend auch ansprechbar.

»Geben Sie mir eine Spritze, dann geht es schon wieder«, schlug sie vor, und die Nachbarin fragte, ob sie im Wohnzimmer den Tisch decken sollte und ob ich auch ein Stück Kuchen haben möchte.

»Ich habe aber leider keine Kaffeesahne da. Wir trinken beide schwarz.«

Inzwischen war der Rettungswagen eingetroffen, der parallel zu mir alarmiert worden war. Beim Anblick der Rettungssanitäter meldete sie sich sofort zu Wort: »Ich gehe in kein Krankenhaus.«

Ich erklärte ihr, dass sie dringend behandelt werden müsste, und dass ein Krankenhausaufenthalt unausweichlich sei. Sie widersprach, sie habe noch ganz nasse Haare und eine Katze.

Der Rettungsdienst und ich trugen die Patientin aus dem engen Bad ins Wohnzimmer, um sie besser versorgen zu können. Obwohl wir darauf achteten, den Oberkörper während des Transports nicht besonders anzuheben, wurde sie auf den wenigen Metern wieder bewusstlos.

Unbeirrt lehnte sie im Liegen nach dem Wiedererwachen eine Krankenhausbehandlung ab. Ich legte ihr die notwendige Infusion und spritzte ein Medikament zur Beschleunigung des Herzens, während sie sich Sorgen machte, dass die Lockenwickler noch nicht in den Haaren waren. »Wenn die Haare erstmal trocken sind, erübrigt sich das mit dem Eindrehen«, erklärte sie uns.

Sie fuhr sich mit der freien Hand durch die Haare und schaute ihre Nachbarin hilfesuchend an. Die stand mit der Kaffeekanne in der Tür und schaute erst ihre Freundin an und warf dann mir einen fragenden Blick zu. Ich schüttelte den Kopf. Jetzt bot sie an, sich um die Katze zu kümmern. Von dem Kuchen wollte sie ihrer Freundin etwas einpacken und in die Klinik mitgeben.

Es half alles nichts, sie blieb uneinsichtig.

Ich erklärte ihr, dass der Transport in eine Klinik unbedingt notwendig sei, dass sie eventuell einen Schrittmacher bräuchte, dass sie auch jetzt im Sitzen oder Stehen wahrscheinlich sofort wieder bewusstlos werden würde.

Sie schaute mich skeptisch an und schüttelte unentwegt den Kopf. »Es geht mir wirklich gut.«

»Es geht Ihnen überhaupt nicht gut!«, riss mir da endlich der Geduldsfaden. »Sie sind stur und uneinsichtig. Wenn ich Sie einfach wieder aufsetze, werden Sie sehen, wie gut es Ihnen geht.«

Da lachte sie und ließ uns gewähren.

Die Nachbarin hatte unterdessen für jeden von uns ein Stück Kuchen eingepackt, und den Kaffee gab sie der Freundin in einer Thermoskanne mit ins Krankenhaus.

Gesetzeslücke

»Gerade als es so weit war, ist er umgefallen.«

Die halbnackte Frau kniete auf dem breiten Bett, und ihre Hände umklammerten die glänzenden Messingstangen am Fußende. Sie zuckte beim Sprechen mit den Schultern, um ihre Unschuld zu beteuern.

Eine Neonröhre in der Fensternische schimmerte durch rote, zugezogene, bodenlange Vorhänge, vor denen eine Armee von Kuscheltieren aufgereiht war. Die rosafarbenen in Rummelplatzgröße hielten kleinere Bären, Affen und silberfarbene Delphine in ihren Pfoten. Davor auf einem ausgefransten Flokati saß eine große Puppe mit langen, schwarzen Haaren in der Tracht spanischer Tänzerinnen.

Die Augen hatten sich gerade an das sanfte Licht gewöhnt, als gleißende Deckenbeleuchtung das Zimmer in einen Einsatzort verwandelte.

»Da, hinter dem Bett liegt er«, sagte ein Mann am Lichtschalter und an die Frau gewandt: »Carmen, zieh dich an.« Die stand hastig auf, warf einen schwarzseidenen Morgenmantel über und krabbelte zurück aufs Bett.

Auf dem Boden, zu Füßen der Puppe, lag ein Mann, der unartikulierte Laute ausstieß und vergeblich Anstalten machte aufzustehen. Die Versuche waren so ungelenk, dass sie misslingen mussten.

Keinen Tropfen habe er getrunken, wurde mir versichert, und eine andere Frau, die in der Tür stand, fügte hinzu, dass Betrunkene sofort zum Gehen aufgefordert würden. Der Mann mit den langen Haaren und den breiten Schultern, der noch immer beim Lichtschalter stand, schaute sie an, und sie verstummte.

Er lächelte mich an, trat einen Schritt vor und flüsterte: »Wir wollen hier keinen Ärger, Chef.«

Über dem Kopfende des Bettes hingen Lederpeitsche und Handschellen. Sie sahen nicht aus wie für den Gebrauch bestimmt, sondern waren wie ein Stillleben arrangiert. Die Frau auf dem Bett folgte meinen Blicken und sagte: »Er wollte nie etwas Besonderes, nur ganz normal.«

Erst als ich den Wirtschafter gebeten hatte, einen Rettungswagen zu rufen, und der das Zimmer verlassen hatte, kamen die drei Frauen, die vor der Tür gewartet hatten, herein und setzen sich an den kleinen Tisch in der Mitte des Zimmers.

Ich versorgte den Patienten, und mein Fahrer ging mir zur Hand. Der Mann war erst Ende dreißig, und es war zu dem Zeitpunkt unklar, was die Neurochirurgen vom Gehirn würden retten können.

Anschließend setzte ich mich ebenfalls an das Tischchen, um meine Papiere auszufüllen: Einweisungsschein, Transportschein und die Dokumentation für die eigenen Unterlagen.

Eine der Frauen stand sofort auf, um für mich einen Platz freizumachen. Sie stöckelte zum Kühlschrank, bot meinem Fahrer und mir Cola und Limonade an und versorgte auch die anderen Frauen mit Getränken. Gläser standen auf einem kleinen silbernen Tablett. Sie schenkte ein, brachte jedem ein Glas und fragte mich nur mit den Augen, ob unser Patient auch etwas trinken dürfe. Ich antwortete, um die Stille nicht zu durchbrechen, mit einem Kopfschütteln.

Alle hielten ihre Gläser in den Händen, und nur die Frau auf dem Bett trank ihres in einem Zug leer. Fortan spielte sie mit dem Glas, bis es ihr aus den Händen fiel und klirrend am Boden zerbrach. Das laute Geräusch wirkte befreiend. Als hätten sie auf eine solche Erlösung gewartet, sprangen die anderen auf, um die Scherben zusammenzukehren.

Draußen auf dem Flur mit dem abgetretenen roten Läufer, der vielleicht früher einmal einladend ausgesehen haben mochte, strichen Männer umher und warfen neugierige Blicke zu uns herein, ohne sich zu trauen, für einen Augenblick zu verharren. Dennoch schloss ich die Tür.

»Es war ganz normal, wie immer«, ließ sich Carmen, die Bewohnerin des Zimmers, vernehmen. Sie hatte das Bett verlassen und stand an die Wand gelehnt neben einem großen Spiegel. Ihren seidigen Umhang hielt sie mit unter der Brust verschränkten Armen zusammen. »Er kommt schon seit Jahren zu mir. Es ist noch nie was gewesen. Zu Weihnachten hat er mir die Geschenke für seine ganze Familie gezeigt, und ich habe sie begutachten müssen.« Sie sprach leise, ohne einen Blick von dem Mann zu wenden, der inzwischen merklich ruhiger geworden war. »Fotos«, fuhr sie fort, »er hat mir immer Fotos gezeigt: Fotos aus dem Urlaub, Fotos von den Kindern. Immer Fotos, Fotos, Fotos.« Carmen sprach über ihn in der Vergangenheit, als wüsste sie zu diesem Zeitpunkt schon, dass er nie mehr kommen würde.

»Wir müssen ihm etwas anziehen, bevor sie ihn holen«, sagte die mit den Pantöffelchen und sah mich dabei unter ihrem kastanienroten Pony fragend an, als warte sie auf mein Einverständnis.

Eine langhaarige Blonde, die mir den Rücken zukehrte, sprang auf und griff nach der Unterwäsche, die auf einem kleinen orangefarbenen 60er-Jahre-Sessel lag. Zu zweit machten sie sich an die Arbeit. Der Mann wusste nicht wie ihm geschah, und versuchte ungezielt, die vermeintlichen Attacken abzuwehren. Sie brachten es aber mit strenger Fürsorge fertig, ihm Unterhose und Unterhemd anzuziehen, und gingen dabei mit einer Professionalität vor, die an die geübten Hände von Krankenschwestern erinnerte; auch ihre Arbeitskleidung konnte diesen Eindruck nicht trüben.

Es war heiß in dem Zimmer. Und während ich mir meine Jacke auszog, erinnerte ich mich daran, dass man sich hier fast immer nackt aufhielt.

Die Dritte hatte in der Zwischenzeit Anzug, Hemd und Krawatte zusammengelegt und in einer großen Plastiktüte mit der Aufschrift einer Modeboutique verstaut. Als sie die Tüte neben der Tür griffbereit abgestellt hatte, schaltete sich Carmen ein. »Die Schuhe«, sagte sie und deutete mit einer Kopfbewegung zu dem kleinen Sessel. Die Angesprochene holte die Schuhe und löste auf dem Weg zur Tür die Schuhbänder, die noch zur Schleife gebunden waren, so als wären die Schuhe in großer Eile abgestreift worden. Unbändige Leidenschaft oder eine zu kurze Mittagspause?

Einen Mantel hatte er nicht dabei. Die Tage waren schon recht warm, auch wenn es nachts noch frisch war.

»Ich heiße Yvonne«, sagte eine der Frauen unvermittelt und lächelte mich an, als sie sich setzte: »Möchten Sie noch etwas?«

»Du solltest ihm ein Kissen unter den Kopf legen«, sagte die mit dem Pony, und die Frau in dem schwarzen Seidenmantel ging wortlos zu einem Einbauschrank, schob eine der verspiegelten Türen zur Seite und holte ein Kopfkissen heraus, dessen Bezug mit kleinen Rosen bedruckt war. Mit dem nackten Fuß schob sie die Tür wieder zu.

Sie legte ihm das Kissen unter den Kopf und kam zurück an den Tisch.

»Mist«, sagte Carmen, als sie sich zu uns setzte, blinzelnd und mit hochgezogener Stirn. Yvonne tupfte ihr mit einem Taschentuch die schwarze Farbe unter den Augen weg, und die mit dem kastanienroten Pony fragte erstaunt: »Heulst du?«

Yvonne antwortete an ihrer statt: »Quatsch.«

»Einmal kam er, als seine Mutter gestorben war.« Carmen nahm der anderen das Taschentuch aus der Hand und schnäuzte sich, bevor sie weitersprach: »Gleich nachdem er die Todesnachricht erhalten hatte, kreuzte er hier auf. Er wollte nur reden.«

Yvonne nickte zustimmend und erklärte, an mich gewandt: »Manche kommen nur zum Reden.«

»Was hat er eigentlich«, fragte die Blonde, und die mit den Pantöffelchen antwortete schnell, so als wäre ihr die Frage peinlich: »Das siehst du doch.«

»Wird er wieder gesund?«, erkundigte sich Yvonne, und als ich nachdenklich die Antwort überlegte, deutete sie mein Zögern richtig und sagte: »Also ich meine, da müsste es ein Gesetz geben, dass nicht gesagt werden darf, wo er gefunden worden ist. Stellt euch mal vor, die Ehefrau muss den jetzt pflegen und weiß, dass es im Puff passiert ist. Also ich finde, man dürfte ihr das nicht sagen.«

Sie begannen, diese Frage leidenschaftlich zu diskutieren. Unten auf der Straße hörten wir die Sirene des Rettungswagens. Er würde gleich hier sein.

Danke

Natürlich schreibt man ein Buch nicht alleine. Man spricht mit anderen darüber, gibt einem Freund einen Ausschnitt zu lesen oder bittet sogar jemanden, das ganze Manuskript zu begutachten und zu kritisieren. Ich habe das auch so gemacht.

Zuallererst möchte ich mich bei meiner Partnerin Hildegard Ratzel bedanken, die ununterbrochen überfallartig Stellungnahmen abgeben musste, Entwürfe verworfen und gegen erbitterten Widerstand Kürzungen vorgenommen hat. Darüber hinaus hat sie mich immer wieder an Kommaregeln erinnert.

Meine Freunde Thomas Pollak, Helmut Deist und Joachim Rothhaupt haben zu recht Änderungen verlangt und mich trotzdem immer bestärkt weiterzumachen.

Meine Notdienstkollegen und Freunde Manfred Boss, Pit Silber und Hans Wagner haben meine Entwürfe kommentiert und mir letztendlich grünes Licht gegeben, weil sie alles das, was sie gelesen haben, selbst ähnlich erlebt haben. Bei Pits köstlicher Küche haben wir manche Stunde miteinander gerungen.

Ebenfalls im Charles Verlag erschienen:

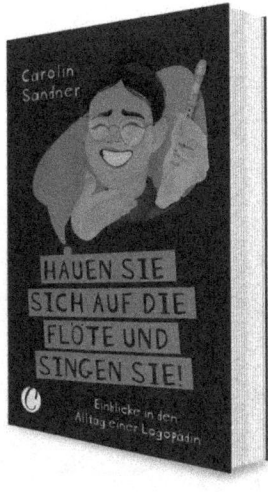

Carolin Sandner

„Hauen Sie sich auf die Flöte und singen Sie!"

Einblicke in den Alltag einer
Logopädin

ISBN: 978-3-948486-04-4
14,00 €
164 Seiten
Taschenbuch

In ihrem neuen Sachbuch gewährt Carolin Sandner Einblicke in ihren Alltag als Logopädin. Der Leser erfährt dabei Komisches, Skurriles, Trauriges, Nachdenkliches. Da gibt es unter anderem den Schlaganfallpatienten, der kein Wort mehr spricht, aber „Griechischer Wein" singt wie ein junger Gott, den polternden Augenprothesenhersteller, den Jugendlichen, der sprachlich durchs „Dichte Fichtendickicht" wandert oder den gesuchten Verbrecher unter dem Bett der MS-Patientin.

Schwierige Störungsbilder werden verständlich erklärt, wobei die Autorin respektvoll, jedoch nicht ohne Ironie und mit einer guten Portion Humor erzählt.

Unser gesamtes Verlagsprogramm
finden Sie unter:

www.charlesverlag.de

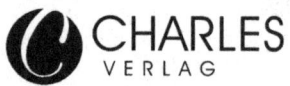 CHARLES
VERLAG